DÉPARTEMENT DU FINISTÈRE

Procès-Verbaux et Rapports

DU

CONSEIL DÉPARTEMENTAL

D'HYGIÈNE

ET DES

COMMISSIONS SANITAIRES DU FINISTÈRE

Lois des 15 février 1907 et 7 avril 1903
relatives à la Protection de la Santé publique.

1922

QUIMPER

TYPOGRAPHIE ED. MÉNEZ, IMPRIMEUR DE LA PRÉFECTURE

17, Rue du Frout, 17

1923

DÉPARTEMENT DU FINISTÈRE

Procès-Verbaux et Rapports

DU

CONSEIL DÉPARTEMENTAL

D'HYGIÈNE

ET DES

COMMISSIONS SANITAIRES DU FINISTÈRE

Lois des 15 février 1907 et 7 avril 1903
relatives à la Protection de la Santé publique.

1922

QUIMPER
TYPOGRAPHIE ED. MÉNEZ, IMPRIMEUR DE LA PRÉFECTURE
17, Rue du Frout, 17
1923

Conseil départemental d'Hygiène

LISTE DES MEMBRES

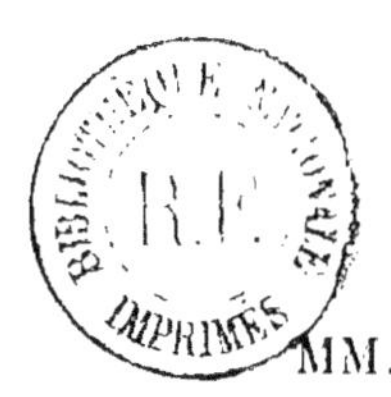

MM.

LOUPPE, Président du Conseil général ;
le Dr LANCIEN, Conseiller général, Maire de Carhaix ;
DEYROLLE, Médecin, aide-Major du Centre de Réforme de Quimper ;
le Dr OLGIATI, à Quimper ;
le Dr COLIN, à Quimper ;
le Dr LAGRIFFE, à Quimper ;
le Vétérinaire délégué, chef du Service sanitaire ;
LEMONNIER, Pharmacien, à Quimper.
VINCENT, Directeur du Laboratoire départemental ;
l'Ingénieur en chef des Ponts et Chaussées ;
l'Inspecteur d'Académie ;
l'Architecte départemental ;
THOMAS, Entrepreneur, à Quimper.

Avec voix consultative

MM.

le Médecin en chef de 1re classe de la Marine, Directeur du Service de Santé, à l'Hôpital maritime, à Brest ;

MM.

le Dr ALIX, Directeur du Bureau municipal d'Hygiène, Brest ;

l'Inspecteur du Travail, à Lorient ;

l'Inspecteur du Travail, à Brest ;

l'Ingénieur en chef du Génie rural, à Rennes :

le D^r LE GORGEU, Président du Syndicat médical de l'arrondissement de Brest ;

le Dr GUILLEMOT, Président du Syndicat médical de l'arrondissement de Morlaix ;

le Dr CHAUVEL, Président de la Fédération des Syndicats médicaux du Finistère, à Quimper ;

le Dr PROUFF, Président de la Section locale de l'Association des Médecins de France, à Morlaix ;

le Dr CARADEC, Président de la Section locale de l'Association des Médecins de France, à Brest ;

DE GUÉBRIANT, Président du Comité d'hygiène sociale et de lutte antituberculeuse, à Saint-Pol-de-Léon ;

LISTE DES MEMBRES

des

Six Commissions sanitaires de Circonscription

1re CIRCONSCRIPTION (Arrondissement de Brest)

MM.

MASSON, Député, Conseiller général ;
CARADEC, Docteur-Médecin, à Brest ;
le Pharmacien en chef de la Marine, à Brest ;
POCHARD, Auguste, Pharmacien, à Brest ;
ESCLAUZE, Vétérinaire, Directeur de l'Abattoir, à Brest ;
ALLAIN, Docteur-Médecin, à Brest ;
LE MORVAN, Agent voyer d'arrondissement, à Brest ;
AUGUET, Directeur du Laboratoire municipal, à Brest ;
l'Ingénieur ordinaire des Ponts et Chaussées, à Brest.

2e CIRCONSCRIPTION (Arrondissement de Châteaulin)

MM.

FÉVRIER, Conseiller général, à Châteaulin ;
BALEY, Docteur-Médecin, à Châteaulin ;
LE COQUIL, Docteur-Médecin, à Châteauneuf-du-Faou ;
LOUPPE, Sénateur, Président du Conseil général ;
HALLÉGUEN, Maire de Châteaulin ;
ALLIGNOL, Ingénieur, au Huelgoat ;
LE BUANEC, Docteur-Médecin, à Pleyben ;
ANTHONY, Vétérinaire, à Châteaulin ;
TRAONOUEZ, Docteur-Médecin, à Châteaulin.

3ᵉ CIRCONSCRIPTION (Arrondissement de Morlaix. — Siège à Morlaix)

MM.

GUILLEMOT, Docteur-Médecin, Conseiller général, à Lan-
meur ;
BARBIER, Pharmacien, à Morlaix ;
BARON, Vétérinaire, à Morlaix ;
HERVÉ, ancien Pharmacien, à Morlaix ;
MARREC, Agent voyer d'arrondissement, à Morlaix ;
PROUFF, Docteur-Médecin, à Morlaix ;
LE FEBVRE, Charles, Avocat, à Morlaix ;
BOULET, Directeur de la Manufacture des Tabacs, à Morlaix ;
le Médecin militaire de la garnison de Morlaix.

4ᵉ CIRCONSCRIPTION (Siège à Landivisiau)

MM.

BOUCHER, Laurent, Conseiller général, à Lampaul-Guimiliau ;
LOUSSOT, Docteur-Médecin, à Landivisiau ;
GUENNOC, Sébastien, Pharmacien, à Sizun ;
CAILL, Vétérinaire, Conseiller général ;
BERTHOU, Agent voyer, à Landivisiau ;
BARBIER, Docteur-Médecin, à Landivisiau ;
CARRÉ, Docteur-Médecin, à Plouescat ;
BELLEC, Vétérinaire, à Landivisiau ;
BARÉ, Ingénieur des Ponts et Chaussées, à Morlaix.

5ᵉ CIRCONSCRIPTION (Arrondissement de Quimper)

MM.

BIGER, Conseiller général, à Pont-l'Abbé ;
LORIT, ancien Industriel, à Quimper ;
SAINGES, Médecin adjoint de l'Asile des Aliénés, à Quimper ;

MM.

MAYNARD, Pharmacien, à Pont-l'Abbé ;
l'Ingénieur ordinaire des Ponts et Chaussées, à Quimper ;
GAUMÉ, Docteur-Médecin, à Quimper ;
LE MOAL, Vétérinaire, à Quimper ;
PAYRAUD, Architecte, à Quimper ;
le Chef de la 3ᵉ Division à la Préfecture.

6ᵉ CIRCONSCRIPTION (Arrondissement de Quimperlé)

MM.

LE LOUÉDEC, Conseiller général, à Quimperlé ;
RAVALEC, Docteur-Médecin, à Moëlan ;
COATVAL, Agent voyer d'arrondissement, à Quimperlé ;
CLAVEY, Docteur-Médecin, à Pont-Aven ;
LE STUNFF, Docteur-Médecin, à Quimperlé ;
HABRIAL, Pharmacien, à Quimperlé ;
GUYADER, Agent voyer cantonal, à Quimperlé ;
LE FLOCH, Vétérinaire, à Quimperlé ;
LE DOZE, Docteur-Médecin, à Clohars-Carnoët.

CONSEIL DÉPARTEMENTAL D'HYGIÈNE

Séance du 1ᵉʳ février 1922

Le Conseil départemental d'hygiène s'est réuni le Vendredi 1ᵉʳ février 1922, à l'Hôtel de la Préfecture, sous la présidence de M. J. Desmars, Préfet du Finistère.

Étaient présents : MM. les Docteurs Colin, Lagriffe, Olgiati, Chauvel ; Vally, Architecte ; Vincent, Directeur du Laboratoire départemental ; Lemonnier, Pharmacien ; Lefort, Ingénieur en chef des Ponts et Chaussées ; Pitois, Médecin-Major du Centre de réforme ; Mercadier, Médecin de Marine, Directeur du Laboratoire de bactériologie de la Marine ; Cornic, Vétérinaire départemental ; les Inspecteurs du Travail de Brest et de Lorient ; Masbou, Inspecteur d'Académie ; Le Bris, Chef de division à la Préfecture.

Absents et excusés : MM. les Docteurs Le Gorgeu et Guillemot, Présidents de Syndicats médicaux.

M. le Préfet, en souhaitant la bienvenue à M. le Docteur Chauvel, qui assiste à la séance avec voix consultative, en qualité de Président du Syndicat des Médecins du Sud-Finistère, renouvelle son désir de collaborer le plus étroitement possible avec le corps médical.

Il adresse ensuite ses bien vives félicitations, et celles des Membres du Comité, à M. Mercadier, Directeur du Laboratoire bactériologique de la Marine, à Brest, qui vient d'être promu officier d'Académie.

MORLAIX. — *Ouverture d'un garage automobile.* — *Demande de M. Mérer.* — M. le Docteur Lagriffe lit le rapport suivant :

« M. François Mérer demande l'autorisation d'ouvrir et d'exploiter un garage d'automobile à Morlaix, 22, rue de Paris, sur un terrain situé entre cette voie et le cours d'eau le Jarlot. Cet établissement sera construit en vue de contenir 26 voitures et, au maximum, 200 litres d'essence. Il rentre donc dans la 2e classe des établissements insalubres ou incommodes, en raison des risques d'incendie et du dégagement de vapeurs délétères.

« L'enquête de *commodo* et *incommodo* n'a donné lieu à aucune déclaration pour ou contre le projet.

« M. l'Inspecteur du Travail, chargé des établissements classés, a émis un avis favorable à la demande de M. Mérer, sous cette réserve, en ce qui concerne l'hygiène et la sécurité des travailleurs, que la forge existant dans le garage en sera séparée par un mur en matériaux résistant au feu de 3 ^{m}/3 ^{m} au minimum, qu'une deuxième porte de sortie sera ménagée sur la rue des Écoles, vers le fond du garage, lors d'un agrandissement qui doit être prochainement réalisé.

« Le dossier qui nous a été remis contient un plan fort bien dressé, mais il est muet sur un certain nombre de points qui intéressent plus particulièrement le Conseil d'hygiène : en ce qui concerne le magasin de grains voisin, qui ne sera pas à la disposition de M. Mérer avant deux ans ; aucune précision sur les mesures en cas d'incendie n'est apportée, particulièrement en ce qui a trait à la composition du mur de séparation ; nous ne sommes pas renseignés, sur la nature du sol, qui doit être imperméable ; enfin , le demandeur n'indique pas , non plus, par quel procédé il entend favoriser l'évacuation des fumées et des gaz toxiques, de telle manière que ni les ouvriers ni les voisins ne soient incommodés.

« Dans ces conditions, j'estime que le Conseil ne sera pas suffisamment renseigné et je suis d'avis qu'il y a lieu de renvoyer cette demande pour supplément d'information. »

M. l'Inspecteur du Travail fait remarquer qu'ayant visité l'établissement Mérer, il a pu constater que le sol était cimenté ; d'autre part, l'atelier ne devant comprendre que de petites forges, il ne lui paraît pas utile d'établir les cheminées d'évacuation demandées par le rapporteur.

Il estime, par contre, que la seconde porte de sortie est absolument indispensable et devra être ménagée.

Sous réserve de ces observations, les conclusions du rapport de M. le Docteur Lagriffe sont adoptées.

RADE de BREST.— *Pollution des eaux.*— M. le Préfet expose qu'il a reçu de M. le Vice-Amiral, Préfet maritime, deux projets d'arrêté visant les moyens susceptibles d'être momentanément envisagés afin d'éviter la pollution des eaux de la rade de Brest par le mazout.

L'un de ces arrêtés serait pris par M. le Préfet maritime, l'autre par lui-même.

L'Assemblée ne voit que des avantages à ce que ces arrêtés, qui interdisent le jet de mazout dans les eaux territoriales, soient mis en application le plus tôt possible.

L'arrêté que va publier M. le Préfet du Finistère est libellé comme suit :

Nous, Préfet du Finistère,
Chevalier de la Légion d'honneur,

Vu les titres I, II du Livre IV de l'Ordonnance de la Marine du mois d'août 1681 ;

Vu le titre II de la loi du 16-24 août 1790, concernant les attributions des autorités administratives en matière de police ;

Vu le décret du 30 avril 1909, portant organisation des officiers et maîtres de port ;

Vu la loi du 19 mai 1802 (29 floréal, an X), le décret du 18 août 1810, le titre IX du décret du 16 décembre 1811 et le décret du 10 avril 1812 ;

Vu la loi du 23 mars 1812, concernant la police et la grande voirie ;

Vu l'article 538 du code civil, rangeants les ports, havres, rades et les rivages de la mer, dans les dépendances du domaine public ;

Vu l'article 11 du règlement général annexé à la circulaire ministérielle du 28 février 1867 ;

Arrêtons :

Art. 1er. — Il est interdit de déverser à la mer du mazout ou du pétrole à l'intérieur des limites des eaux territoriales du département du Finistère, soit à moins de 3 milles des côtes.

Art. 2. — Les contraventions au présent arrêté sont constatées par des procès-verbaux que dressent les officiers et maîtres de port, les commissaires de police et autres agents ayant qualité pour verbaliser.

Art. 3. — Chaque procès-verbal est transmis aux Ingénieurs des Ponts et Chaussées du département du Finistère, chargés de poursuivre la répression de la contravention constatée devant la juridiction du Conseil de Préfecture.

Déclaration des maladies épidémiques. — M. le Préfet appelle l'attention du Conseil sur les inconvénients résultant de la non application, par les médecins, des prescriptions de l'article 5 de la loi du 15 février 1902, visant l'obligation de la déclaration des maladies contagieuses.

Il fait ressortir que si l'Administration n'est pas avisée de l'apparition des cas constatés, celle-ci est absolument désarmée pour lutter contre la propagation.

M. le Préfet a, dans ces conditions, adressé aux Présidents des Syndicats médicaux du Finistère, une lettre par laquelle, en leur demandant leur collaboration, il les prie de bien vouloir intervenir auprès de leurs confrères pour leur demander de se conformer, aussi strictement que possible, aux prescriptions légales concernant la déclaration des maladies contagieuses.

MM. les Docteurs Colin et Chauvel, Présidents des Syndicats médicaux, assurent M. le Préfet de tout leur dévouement et se déclarent tout disposés à insister près de leurs confrères afin d'obtenir que ceux-ci veuillent bien répondrent au désir si légitime de M. le Préfet.

M. Desmars remercie MM. les Docteurs Colin et Chauvel de cette déclaration, en ajoutant qu'il se tient naturellement à leur disposition pour faire parvenir aux médecins toutes communications qu'ils désireraient leur adresser à ce sujet.

Enseignement de l'hygiène. — M. le Préfet rappelle que, lors de sa dernière séance, le Conseil départemental avait émis le vœu que soit établi un manuel d'hygiène, destiné à être enseigné dans toutes les écoles primaires.

Il communique, à ce sujet, un essai de M. Le Ber, instituteur à Plounévez-Lochrist, que celui-ci a adressé à M. le Docteur Lagriffe.

Ce manuel vise plus particulièrement l'enseignement antituberculeux.

D'accord avec M. le Docteur Lagriffe et le Comité départemental d'hygiène, M. le Préfet pense que ce recueil pourrait servir de base en vue de la rédaction du petit manuel préconisé qui devra traiter de l'hygiène en général et contenir également quelques notions de puériculture.

Sur la proposition de M. le Préfet, une Commission d'étude sera chargée de la mise au point et de l'adaptation d'un résumé que M. le Docteur Lagriffe veut bien se charger de rédiger.

Cette Commission d'étude comprendra : MM. les Docteurs Lagriffe, Colin, Chauvel ; M. Le Ber ; un Inspecteur primaire ; M. le directeur et Mme la directrice des écoles normales ; un directeur d'école publique et un directeur d'école privée.

Examen de la situation sanitaire. — Grippe. — M. le Préfet entretient le Conseil de l'épidémie de grippe qui vient de faire son apparition dans le département.

Tous les membres présents sont unanimes à reconnaître qu'elle revêt, très heureusement, un caractère bénin.

Le Comité adopte la note ci-dessous, rédigée par M. le Préfet, au sujet de cette épidémie :

« La grippe épidémique a envahi, depuis quinze jours, plusieurs communes. Elle se caractérise par sa contagiosité très marquée et par sa grande diffusion. Jusqu'ici, elle est presque toujours exempte des complications graves qui l'ont fait tant redouter en 1918 Elle expose surtout actuellement les malades du poumon (tuberculeux, catarrheux, anciens gazés) ; son association avec la coqueluche, maladie très répandue actuellement en ville, peut être sérieuse, car les deux maladies ont les mêmes complications.

« Le minimum de danger existe pour les sujets qui se couchent dès le début et prolongent leur repos assez longtemps pour éviter les complications (huit jours suffisent, en général, pour les formes légères).

« L'arrêt de la diffusion de la maladie se produit surtout en évitant les contacts des malades ».

Cette note sera immédiatement remise à la Presse.

M. le Docteur Pitois, Médecin militaire à Quimper, fait savoir que, pour l'armée, il a été préconisé, comme préventif contre la grippe, l'emploi de « l'Arrhénal ».

Il en a été fait usage au 118e, où M. le Docteur Pitois n'a pas eu à constater un seul cas de grippe.

Il remettra au Conseil une notice sur l'emploi de ce préservatif.

Coqueluche. — De nombreux cas de coqueluche ont été constatés à Quimper. Les médecins font connaître que, dans la région, cette affection peu grave n'abandonne généralement l'enfant qui en est atteint, qu'au bout de cinq à six mois, alors que normalement la coqueluche devrait être vaincue en quatre ou cinq semaines.

Ceci provient de ce que les parents sortent les coquelucheux.

Le Conseil estime qu'il serait bon de faire savoir à la

population que les enfants atteints de coqueluche doivent être soignés en chambre et être, le moins possible, exposés à l'air.

En dehors de ces deux affections, qui sévissent avec une certaine intensité, la situation sanitaire est relativement bonne.

Cependant, plusieurs cas de scarlatine ont été constatés à Brest, où un quartier du Lycée de garçons a dû être licencié.

Constructions nouvelles. — M. le Docteur Colin demande à M. le Préfet si, dans une commune, un particulier peut bâtir une maison d'habitation sans être astreint de présenter préalablement les plans de sa construction à la Mairie.

M. le Préfet répond que, suivant les prescriptions de la loi de 1902, les règlements sanitaires adoptés par les communes, prévoient que les constructions neuves doivent répondre à certaines conditions d'hygiène.

Malheureusement, les règlements sanitaires ne sont guère appliqués par les Maires, particulièrement en ce qui touche les constructions. Celles-ci, surtout dans les communes rurales, sont bâties sans qu'interviennent les municipalités.

La séance est levée à midi.

Séance du 1ᵉʳ Avril 1922

Le Conseil départemental d'hygiène s'est réuni le 1ᵉʳ avril à l'Hôtel de la Préfecture, sous la présidence de M. J. Desmars, Préfet du Finistère.

Étaient présents : MM. les Docteurs Colin, Chauvel, Olgiati, Lagriffe ; Vally, Architecte ; Lefort, Ingénieur en chef des Ponts et Chaussées ; Crépin, Ingénieur ordinaire des Ponts et Chaussées ; Cornic, Vétérinaire départemental ; les Inspecteurs du Travail de Brest et de Lorient ; Le Bris, Chef de division à la Préfecture.

Absents et excusés : MM. Louppe, Sénateur, Président du Conseil général ; Vincent, Directeur du Laboratoire départemental ; Masbou, Inspecteur d'Académie ; les Docteurs Prouff, Le Gorgeu et Caradec.

LE CONQUET. — *Fabrique d'iode.* — *Demande de MM. Girou, Gougny et Lefèvre.* — Lecture est donnée du rapport suivant de M. Vincent :

« D'après les documents de l'enquête, la demande de MM. Girou, Gougny et Lefèvre, n'a rencontré aucune opposition de la part des habitants du Conquet, et, en particulier, des propriétaires riverains.

« L'enquêteur délégué par le Conseil d'hygiène de l'arrondissement de Brest, en a constaté la réalité et n'a trouvé rien de contraire aux règlements sanitaires. En conséquence, ce Conseil a donné à l'unanimité un avis favorable.

« M. l'Inspecteur départemental du Travail, par lettre

du 16 mars 1922, visitant l'usine en construction, a noté que l'évacuation des odeurs et vapeurs nuisibles était assurée, et que les eaux usées, non contagieuses, mais pouvant être toxiques, seront recueillies pour être récupérées, ce qui est possible. La construction serait conforme aux plans trop sommaires soumis au Conseil départemental.

« L'installation de cette usine n'apporte aucune innovation et comme l'autorisation a été donnée à nombre d'autres sans qu'il en soit résulté aucun dommage, le Conseil départemental peut émettre un avis favorable, sous réserve que les prescriptions de M. l'Inspecteur départemental du Travail soient maintenues et qu'il soit procédé à la visite de l'usine avant toute fabrication afin de s'assurer que les engagements sont remplis, et tout particulièrement en ce qui concerne le local de désulfuration où se trouve la source de production de gaz toxique : l'hydrogène sulphydrique et l'anhydride sulfureux. »

Le Conseil départemental est d'avis d'attendre que tous les travaux prévus au projet soient exécutés, avant de statuer sur la demande d'autorisation formulée par MM. Girou, Gougny et Lefèvre.

CHATEAUNEUF-DU-FAOU. — *Agrandissement du cimetière.* — M. Cornic donne lecture du rapport ci-après, dont les conclusions sont adoptées :

« Monsieur le Préfet,

« Par votre lettre du 16 février 1922, vous avez bien voulu me charger de faire un rapport au sujet du projet d'agrandissement du cimetière de Châteauneuf-du-Faou.

« Dans le dossier joint à votre lettre, Monsieur le Préfet, se trouvent :

« 1º Une délibération du Conseil municipal de Châteauneuf-du-Faou, en date du 20 novembre 1921, par laquelle cette Assemblée a décidé l'agrandissement du cimetière ;

« 2º Un certificat constatant le chiffre de la population et le nombre de décès survenus pendant les cinq dernières années ;

« 3º Un rapport de M. le Commissaire-Enquêteur, en date du 21 janvier 1922 ;

« 4º L'avis de la Commission sanitaire, en date du 2 février 1922 ;

« 5º Le plan donnant la disposition des lieux, ainsi que la situation du cimetière et du terrain destiné à son agrandissement ;

« 6º L'acte de vente du terrain de M. Delaporte destiné à l'agrandissement du cimetière.

« De l'examen de tous les documents contenus dans ce dossier, il résulte que l'enquête de *commodo* et d'*incommodo* n'a donné lieu à aucune réclamation.

« D'autre part, M. Coquil, rapporteur de la Commission sanitaire, a déclaré dans son procès-verbal que l'agrandissement projeté ne modifiera en aucune façon les conditions d'hygiène et de salubrité du cimetière actuel, la maison la plus rapprochée se trouvera située à 31 mètres du mur de clôture du cimetière, et il n'existe ni puits, ni source à proximité.

« Les conclusions de M. Coquil, rapporteur de la Commission sanitaire sont justifiées par le plan annexé au dossier.

« En conséquence,

« Vu le décret du 23 prairial, an XII ;

« Vu l'ordonnance du 6 décembre 1843 ;

« Vu les plans du cimetière ;

« Vu les différentes pièces du dossier, etc.

« Emettons un avis favorable à l'agrandissement du cimetière de Châteauneuf-du-Faou. »

COMMUNE DE PLOÉVEN. — *Création d'un nouveau cimetière.* — M. le Docteur Olgiati donne lecture du rapport ci-après :

« Monsieur le Préfet,

« J'ai l'honneur de vous retourner le dossier concernant le projet de translation du cimetière de Ploéven, actuellement situé autour de l'église, dans la parcelle dite « Parc-an-Ilis. »

« Cette parcelle est placée au sud-est du bourg de Ploéven, de telle façon que la direction des vents dominants de la région ne puisse exposer les habitants à des émanations nuisibles à la santé publique.

« Elle est inclinée du nord au sud ; par conséquent, aucune infiltration dangereuse n'est à redouter dans le puits du bourg de Ploéven.

« Le puits le plus voisin en est distant d'une soixantaine de mètres.

« Le sol, constitué d'une couche de terre de $0^m 25$, puis d'une couche argilo-siliceuse de $1^m 20$, permettra d'y creuser des fosses d'une profondeur convenable, au contraire du sol de l'ancien cimetière, tellement compact, qu'il était impossible le plus souvent d'y atteindre la profondeur légale minima.

« Dans son ensemble, le projet mérite donc d'être approuvé. »

Le Conseil d'hygiène donne, en conséquence, un avis favorable au projet de création d'un nouveau cimetière présenté par la commune de Ploéven.

Relèvement des frais de déplacement accordés aux délégués des Assemblées sanitaires et à l'Inspecteur départemental du Service de la Désinfection. — Etablissement d'un tarif de déplacement pour les Médecins des Epidémies. — M. le Préfet fait l'exposé ci-après :

« Conformément à la loi du 15 février 1902, il est accordé des indemnités de déplacement aux membres du Conseil d'hygiène départemental, ainsi qu'à ceux des Commissions sanitaires, appelés à étudier sur place les affaires soumises aux délibérations de ces Assemblées.

« Or, le tarif de ces indemnités, qui a été fixé en 1905, est aujourd'hui si peu en rapport avec le coût de la vie, que les membres desdites Commissions ne perçoivent même pas, à l'occasion de leurs déplacements, la totalité des dépenses qu'ils sont obligés d'effectuer pour accomplir leur mission.

« Ce tarif est en effet le suivant :

« 1° par kilomètre parcouru par voie de fer : 0 fr. 20 ;

« 2° par kilomètre parcouru par voie de terre : 0 fr. 40 ;

« 3° vacation pour rapport : 6 francs. Les vacations pour rapport ne pourront, en aucun cas, être supérieures à deux pour un jour de déplacement.

« D'autre part, M. l'Inspecteur départemental du Service de la Désinfection, auquel les indemnités ci-dessus sont également applicables, en demande le relèvement.

« Enfin, j'ai dû me rendre compte qu'il n'existait aucun tarif déterminant les indemnités à allouer, en cas de déplacement, aux Médecins des Epidémies.

« J'ai estimé qu'il convenait de relever et d'unifier les bases sur lesquelles doivent être calculées ces diverses indemnités, en tenant compte des nécessités actuelles et en s'inspirant, dans la mesure du possible, des différents tarifs aujourd'hui en application.

« De l'étude à laquelle j'ai procédé à ce sujet, j'ai constaté que tous les tarifs, sauf ceux intéressant les personnes qualifiées pour veiller à la santé publique, avaient été relevés.

« C'est ainsi qu'un vétérinaire délégué chargé d'inspecter des écuries peut obtenir, pour un déplacement de vingt kilomètres, une somme de 80 francs, alors qu'un médecin ayant mission de visiter des maisons insalubres ne percevra, pour son déplacement et la rédaction de son rapport, qu'une indemnité maximum de 28 francs.

« J'ai l'honneur de vous soumettre le tarif ci-après, calqué en partie sur celui de l'assistance médicale gratuite, en vous priant de bien vouloir me faire connaître votre avis au sujet de son adoption :

« Tarif unique à appliquer : 1° aux délégués du Conseil départemental d'hygiène et aux délégués sanitaires appelés à étudier sur place les affaires soumises à cette Assemblée ; 2° aux Médecins des Epidémies ; 3° à l'Inspecteur du Service de Désinfection :

« Indemnités kilométriques par voie de fer : remboursement des frais de voyage en seconde classe.

« Indemnités kilométriques par voie de terre : 2 fr. 25 par kilomètre parcouru à l'aller.

« Indemnité spéciale pour vacation (une journée comp-
tant pour deux vacations) : 12 francs.

« Indemnité spéciale pour rapport : 6 francs ».

Le Conseil adopte le tarif proposé par M. le Préfet et le
remercie d'avoir bien voulu prendre l'initiative de relever
les frais de déplacement envisagés.

Le tarif adopté sera soumis à l'agrément du Conseil
général.

SAINT-JEAN-DU-DOIGT & CARANTEC. — *Classement comme stations de tourisme*. — M. le Préfet expose
que le classement des communes de Saint-Jean-du-Doigt
et Carantec, comme stations de tourisme est réclamée.

Il a dû, en dernier lieu, demander aux Maires intéressés
de faire prendre une délibération décidant la mise à l'étude
de projets d'assainissement et d'alimentation en eau potable de la commune, et stipulant que la dépense en résultant sera prélevée sur la taxe de séjour.

M. le Préfet a reçu ces délibérations. Il estime cependant
qu'il serait nécessaire qu'un Membre du Conseil départemental se rendît à Saint-Jean-du-Doigt et à Carantec afin
d'étudier sur place, en les classant par ordre de priorité,
les travaux d'assainissement à exécuter.

M. Mercandier veut bien se charger de cette double
mission.

QUIMPER. — *Exploitation d'un garage d'automobiles et
dépôt d'essence. — MM. Pillard et Nargeot, pétitionnaires.* —
M. le Docteur Lagriffe donne lecture du rapport ci-après,
dont les conclusions sont adoptées :

« MM. Pillard et Nargeot demandent l'autorisation

d'exploiter, à Quimper, quai de l'Odet, un garage d'automobiles, ainsi qu'un dépôt d'essence. Ces établissements sont rangés dans la 2ᵉ classe des établissements dangereux, insalubres ou incommodes, en raison des risques d'incendie et des vapeurs délétères.

« L'enquête de *commodo* et *incommodo* n'a donné lieu à aucune déclaration, ni pour, ni contre le projet.

« M. l'Inspecteur divisionnaire du Travail, Inspecteur des établissements classés, a constaté que le dépôt susvisé est placé à une dizaine de mètres de toute habitation et du garage, qu'il est entièrement construit en matériaux incombustibles et aéré ; mais il a remarqué que le sol n'est pas cimenté, non plus que celui de la partie neuve du garage.

« La Commission sanitaire de l'arrondissement de Quimper a donné un avis favorable à l'adoption de la demande de MM. Pillard et Nargeot, sous les réserves suivantes : 1° trois extincteurs en état de marche, du genre Pyrene, seront constamment à portée de la main à l'entrée du garage ; 2° le dépôt du matériel combustible et, en particulier, d'emballages sera éloigné du dépôt d'essence ; 3° la clef du dépôt d'essence, qui devra être constamment fermé, en dehors des heures de distribution, sera remise à un employé responsable ; 4° deux extincteurs, dont un du genre Pyrene, en état de marche, seront constamment à portée de la main à côté de l'entrée du dépôt ; 5° il sera interdit de fumer à côté de ce bâtiment ; toutes les dispositions seront prises pour que le liquide combustible tombé à terre n'y séjourne pas et ne s'écoule pas au dehors ; qu'un tas de sable soit déposé à côté du bâtiment pour l'absorber éventuellement et pour arrêter, le cas échéant, le liquide enflammé ; 7° le dépôt sera transformé en dépôt souterrain le jour où des propriétaires riverains construiront, à proximité immédiate du dépôt, des bâtiments d'habitation.

« Après une visite sur les lieux, nous avons pu nous rendre compte de la sagesse des réserves faites par la Commission sanitaire de l'arrondissement ; cependant, l'indication du genre d'extincteurs, l'obligation de transformer le dépôt en surface en un dépôt souterrain, nous semblent dépasser la compétence de la Commission sanitaire et du Conseil départemental d'hygiène ; d'autre part, il nous paraît essentiel de spécifier que le sol du dépôt d'essence et celui de la partie neuve du garage devront être imperméabilisés, en dur. Nous avons pu constater que le garage est suffisamment aéré et qu'il n'y a pas à craindre une accumulation de vapeurs délétères et inflammables, que le dépôt d'essence est largement ouvert à sa partie supérieure, c'est, d'ailleurs, un bâtiment qui provient de la poudrerie de Pont-de-Buis : il offre donc toutes les garanties officielles. Nous avons pu nous rendre compte, aussi, que l'interdiction de fumer est écrite en lettres apparentes sur la porte d'entrée du dépôt et que la clef de ce dernier est placée dans les bureaux du directeur du garage ; mais le sol du dépôt et celui de la partie neuve du garage est en terre battue.

« Nous estimons qu'il y a lieu d'accorder l'autorisation sollicitée sous les réserves suivantes, classées par ordre d'urgence et d'importance : 1° imperméabilisation en dur du sol du dépôt, puis du sol de la partie neuve du garage ; 2° installation de deux extincteurs, au lieu d'un seul, en état de marche, à l'entrée du dépôt, et d'un tas de sable ; installation de trois extincteurs, en état de marche, à l'entrée du garage ; 3° isolement parfait du dépôt, par éloi-

gnement de tous matériaux combustibles, fermeture cons-
tante du dépôt, interdiction de fumer ».

*Fabrique d'eaux gazeuses. — Demande de M. Nédélec-
Garo, de Guilvinec. —* Lecture est donnée de l'extrait
ci-après du procès-verbal de la réunion de la Commission
sanitaire en date du 3 mars dernier, au sujet de cette affaire :

« Le Président fait connaître que, conformément aux
instructions, le demandeur a joint à sa requête, avec un
certificat du Maire constatant que les locaux sont cimentés,
un procès-verbal d'analyse de l'eau à employer.

« Les conclusions de ce procès-verbal, dressé par M. Allanic, pharmacien-chimiste à Brest, sont les suivantes :

« Eau présentant les caractères d'une eau potable en
« méritant la mention : « Bon au point de vue bactério-
« logique. L'exagération des chlorures est due au voisi-
« nage de la mer. »

« Mais il fait remarquer à l'Assemblée qu'un rapport
de M. le Directeur de la Station agronomique, chargé de
l'examen du dossier, conclut au rejet de la demande,
l'eau devant servir à M. Nédélec-Garo, contenant une
trop grande proportion de coli-bacille.

« Ce rapport est conçu comme suit :

« La demande présentée par M. Nédélec-Garo, pour
« fabriquer des eaux gazeuzes au Guilvinec est accompa-
« gnée du certificat du Maire constatant le bon état des
« locaux et de l'analyse de l'eau, analyse un peu sommaire
« au point de vue chimique, mais suffisante comme
« bactériologie.

« Elle apparaît comme ne contenant pas d'éléments
« chimiques suspects, mais néanmoins contaminée dans

« la proportion de 50 coli au litre, c'est-à-dire tenant un
« coli-bacille par 20 centimètres cubes.

« Tout consommateur de cette eau en si faible quantité
« soit-elle, absorbera donc du coli-bacille.

« Cette proportion actuelle peut augmenter à l'été et à
« l'automne et l'eau devenir plus dangereuse à ces épo-
« ques ; ainsi qu'il est constaté pour toutes les eaux des
« côtes, et, en particulier, au Guilvinec, où elles sont
« mauvaises.

« Nous vous proposons, M. le Préfet, de refuser cette
« demande, l'eau ne présentant pas les garanties suffi-
« santes. »

« La Commission sanitaire adopte les conclusions dudit rapport et donne un avis défavorable à la demande
présentée par M. Nédélec-Garo, en vue d'établir, à Guilvinec, une fabrique d'eaux gazeuzes. »

Se rangeant à l'avis de M. Vincent, le Conseil départemental d'hygiène estime qu'il n'y a pas lieu d'accorder à
M. Nédélec-Garo l'autorisation qu'il sollicite.

Service de la désinfection. — Suppression de trois postes.
— M. le Préfet donne lecture du rapport ci-après qui est
accueilli favorablement :

« Par suite de la suppression des circonscriptions vici-
nales de Lannilis, Sizun et Douarnenenez, les postes de
désinfection correspondant à ces circonscriptions demeu-
rent sans titulaires depuis le 1er janvier 1922, date du
départ des Agents voyers.

« D'accord avec le Chef du Service départemental de la
désinfection, je me propose d'affecter officiellement les
communes des circonscriptions dissoutes aux centres de

désinfection les plus voisins, en suivant la répartition établie par le Service vicinal.

« J'ai l'honneur de vous prier de bien vouloir me donner votre avis au sujet de ce remaniement qui peut être effectué sans inconvénient et qui a été adopté provisoirement afin d'assurer la bonne marche du service. »

Au sujet de l'élaboration d'un mauuel d'hygiène. — M. le Docteur Lagriffe fait connaître qu'il a établi un avant-projet du manuel d'hygiène dont la rédaction lui avait été confiée par le Conseil. Il désire le soumettre à l'appréciation de MM. les Docteurs Chauvel et Colin, avant de le présenter à la Commission désignée par le Conseil départemental, pour l'arrêter définitivement.

CONCARNEAU. — *Classement comme station de tourisme.* — M. le Docteur Lagriffe donne lecture du rapport ci-après :

« J'ai l'honneur de vous exposer que j'ai été appelé à rapporter, le 27 mai 1921, la demande introduite par la commune de Concarneau. Je n'ai cru devoir formuler aucune réserve en ce qui concerne :

« 1º le nombre d'étrangers fréquentant la station ;

« 2º les moyens de logement ;

« 3º les ressources en eau potable. A ce dernier sujet, j'ai fait observer qu'un effort considérable avait été fait par cette commune depuis dix ans, puisque la capitation d'eau potable était passée de 5 l. 9, quantité dérisoire, à 40-45 litres, quantité très suffisante pour une commune maritime où, par conséquent, l'eau de mer peut suppléer pour certains besoins. Pour répondre au complément d'enquête demandé par le Conseil supérieur d'hygiène, la municipalité de Concarneau a fait procéder à un nouvel examen des eaux de sa canalisation. Cette analyse, effectuée par les soins du Laboratoire départemental du Finistère, a donné des résultats satisfaisants : sa minéralisation est même très peu marquée et on n'y rencontre ni nitrites, ni ammoniaque ; cette première indication permet, à première vue, de considérer ces eaux comme étant absolument propres à tous usages ; en ce qui concerne la bactériologie, les recherches ont porté exclusivement sur le bactérium-coli commun et l'analyse, pratiquée suivant le procédé en usage au Val-de-Grâce, combinaison des procédés de Miquel, de Vincent et de Malvoz, milieu peptoné phéniqué, a donné des résultats négatifs : ces eaux ne contiennent pas de bactérium-coli. Il n'est donc pas douteux qu'elles sont très bonnes pour l'alimentation.

« Il reste : 4º l'évacuation des matières usées. J'ai fait observer que cette évacuation laisse toujours à désirer ; j'ai insisté sur ce fait qu'à Concarneau, comme dans la plupart des autres petites villes du Finistère — certaines sont, je crois, déjà classées comme stations de tourisme — il existe un système d'égouts rudimentaires et isolés, à pente insuffisante et à ouverture trop large, se déversant dans l'arrière-port et au-dessus du niveau moyen de la mer. C'est là un inconvénient qui, naturellement, persiste et contre lequel Concarneau, comme les autres petites villes dont je parlais tout à l'heure, est désarmée pour le moment Il faut, pour y remédier, de gros travaux qu'une taxe des étrangers pourra peut-être permettre d'entreprendre. J'ai signalé aussi la nécessité du curage de l'arrière-port ; c'est là une question dont la ville de Concarneau se préoccupe depuis près de vingt ans et je dois dire que si ce curage n'a pas été fait, cela tient, non pas à la municipalité qui a présenté des projets, mais au rejet de ces projets qui offraient des inconvénients.

« Le docteur Dubois montre, dans son rapport, que la situation sanitaire de la ville est bonne.

« Dans les conditions où le classement a été accordé à d'autres stations du Finistère, dont certaines n'ont pas même de canalisation d'eau et présentent les mêmes inconvénients que Concarneau, j'estime que, en prévoyant un programme d'amélioration, déjà indiqué dans le rapport primitif du 27 mai 1921, la demande de Concarneau peut être accueillie favorablement. »

M. le Préfet estime qu'afin de pouvoir émettre son opinion sur la demande de classement formulée par la ville de Concarneau, il conviendrait d'être fixé sur l'état de la question du curage de l'arrière-port et de connaître, notamment, les motifs qui ont fait ajourner les projets présentés par la municipalité afin d'obtenir ce curage.

D'autre part, M. le Préfet pense que, pour compléter le dossier, il serait nécessaire d'y annexer un engagement du Conseil municipal relativement à l'exécution d'un système d'égouts reconnu comme absolument indispensable par le rapporteur.

Le Conseil, adoptant les observations de M. le Préfet, décide qu'il ne sera définitivement statué sur la demande de classement formulée par la ville de Concarneau, que sur le vu des renseignements et documents visés par M. le Préfet.

La séance est levée à midi.

Séance du 20 Juin 1922

Le Comité départemental d'hygiène s'est réuni le 20 juin 1922, à l'Hôtel de la Préfecture, sous la présidence de M. J. Desmars, Préfet du Finistère.

Étaient présents : MM. les Docteurs Guillemot, Lagriffe, Chauvel, Marcandier ; Crépin, Vincent, Le Hen, Le Guillou et Le Bris.

Absents et excusés : MM. les Docteurs Prouff, Le Gorgeu, Olgiati et Colin, ainsi que M. Vally.

Contrôle de la salubrité des établissements ostréicoles. — M. le Préfet fait connaître qu'il a reçu de M. le Ministre de l'Hygiène une dépêche lui demandant d'intervenir près des Membres du Conseil départemental d'hygiène afin d'obtenir que des délégués de cette Assemblée consentent à coopérer à l'instruction des demandes de concession d'établissement de pêche, formulées par un grand nombre d'industriels de la région, en acceptant de visiter ces établissements.

M. le Préfet rappelle que la visite des lieux, par les Membres du Conseil d'hygiène avait été jusqu'ici ajournée, en raison de l'insuffisance de tarif des frais de déplacement accordés. Il insiste près des membres présents pour qu'ils veuillent bien accepter de remplir la mission qui leur est demandée d'accomplir et ce au tarif précédemment appliqué à l'Inspecteur départemental d'hygiène, soit :

1° Remboursement des frais de déplacement en chemin de fer en 2ᵉ classe ;

2º Remboursement, sur pièces justificatives, des déplacements par voie de terre ;

3º 5 fr. par repas pris en dehors de la résidence ;

4º 20 fr. pour une journée de déplacement, coucher compris.

Sur la proposition de M. le Docteur Lagriffe, il est décidé que les 110 établissements à visiter et qui sont disséminés sur toute la côte, pourraient être examinés, à la condition de répartir, entre plusieurs personnes, les visites à faire.

La répartition suivante est adoptée :

Les concessions sollicitées dans le quartier de Morlaix seront visitées par M. Marrec, Agent voyer d'arrondissement ; celles des quartiers de Brest et du Conquet, par M. Morvan, Agent voyer d'arrondissement à Brest ; celles du quartier de Camaret, par M. Firmin, Docteur-médecin à Morgat ; celles des quartiers d'Audierne et de Guilvinec, par M. le Docteur Lagriffe, et, enfin, celles de Concarneau, par M. Vincent.

COMMUNE DE CARANTEC. — *Classement comme station de tourisme.*— M. Marcandier lit le rapport suivant :

« La commune de Carantec, qui compte en temps normal 1.925 habitants, est fréquentée pendant la saison balnéaire, du 1er juin au 30 septembre, par environ 2.500 à 3.000 touristes, qui trouvent asile dans huit hôtels et environ soixante villas ou appartements meublés.

« A. *Eau potable.*— Au premier rang des besoins créés par une telle agglomération, vient l'eau potable. Les travaux d'assainissement concernant son adduction et sa distribution doivent avoir priorité. Ils comprennent :

« 1° l'amélioration des captations actuelles ;

« 2° l'exécution de nouvelles captations.

« *Captations actuelles.*— Depuis un an et demi environ, deux captations sont venues améliorer la quantité et la qualité des eaux mises à la disposition des habitants. Cette eau ne provenait auparavant que d'une douzaine de fontaines rudimentaires et de quelques puits. Pendant la saison balnéaire, il fallait suppléer à son insuffisance en utilisant des citernes à eaux pluviales et même le transport à distance au moyen de tonnes.

« Les sources actuellement captées sont : 1° la source de la « Croix » ; 2° la source de « Lolory ».

« *Source de la « Croix ».* — La source de la « Croix » prend naissance à l'ouest de l'agglomération sous des herbages et des landes d'où émergent des roches granitiques. Elle est captée sous un champ de trèfle par deux puits de 5 ^{m} 50 de profondeur, d'où partent deux galeries de drainage qui aboutissent, après un trajet de 30 ^{m} pour l'un des puits, de 80 ^{m} pour l'autre, à une conduite unique. Les parois des galeries de drainage sont constituées par le roc vif dans lequel elles sont creusées, et sur une hauteur de 30 ^{m} environ par des murettes en pierre sèche. Elles sont recouvertes par des dalles de pierre surmontées d'une couche d'argile de 1 ^{m} et de 1 ^{m} environ de terre. A ces galeries fait suite une conduite en ciment avec puisard, prolongée elle-même par des tuyaux en fonte de 4 ^{cm}, à joints boulonnés sur caoutchouc. Après un trajet total d'environ 150 ^{m}, l'eau émerge au sommet d'un talus, conduite par un tuyau terminal qui chemine au-dessus de la niche d'une fontaine ancienne et débouche enfin librement dans un lavoir situé à environ 1 ^{m} plus bas. Il faut ajouter que le point de captation est suffisamment éloigné de toute agglomération. Il n'y a, dans ses environs immédiats, ni culture maraîchère, ni épandage, ni fumier. L'habitation la plus proche est située en contrebas.

« *Travaux d'assainissement à exécuter.* — Si le mode de captation est satisfaisant, nous estimons que les améliorations suivantes doivent être apportées au mode de distribution :

« Construction d'un bassin de retenue permettant de créer une réserve d'eau pendant la nuit ;

« Installation, nettement en dehors du lavoir, d'une borne-fontaine munie d'un robinet de façon à limiter les pertes d'eau ;

« Fermeture complète (une porte en fer existe déjà) de la fontaine située au-dessous du tuyau de distribution, de façon à ce qu'on ne puisse, par confusion, y prendre de l'eau pour la boisson. Cette fontaine, constituée par une cuvette de captation surmontée d'une niche en pierre, déverse son trop-plein dans le lavoir. Mais quand le niveau baisse dans la cuvette, c'est l'eau du lavoir qui peut y déborder et la souiller dangereusement.

« L'inscription « eau dangereuse » sera mise sur la porte en fer, et l'inscription « eau potable » sur la borne-fontaine.

« Enfin, surveillance du périmètre de protection conformément à l'art. 10 de la loi du 15 juin 1902.

« *Source de « Lolory »*. — La source de « Lolory », située près de la mer, dans l'ouest de la localité, émerge au pied d'une muraille rocheuse granitique de 3^m de hauteur. Au-dessus se trouve un champ et à quelque distance dans l'Est une habitation.

« La captation est très simple ; se fait par un tuyau en fonte de 4 ᶜᵐ, en partie logé dans le roc même, en partie dans un massif de maçonnerie. Les joints sont caoutchoutés et cimentés. Comme pour la source précédente, l'eau s'écoule librement au-dessus d'un lavoir. Deux autres captations indépendantes ont été faites au même point pour un abreuvoir (rigole en ciment), et pour lavoir (tuyau en fonte).

« Le débit est d'environ 21 ᵐ cubes en 24 heures.

« Au point de vue bactériologique, l'échantillon prélevé après des pluies extrêmement abondantes, s'est montré indemne de coli-bacille.

« Au point de vue chimique, la teneur en chlorures est de 170 ᵐᵍʳ par litre, notablement plus élevée que les eaux de Brest (60 à 80 ᵐᵍʳ), ce qui s'explique par le voisinage de la mer. La quantité d'azote nitrique en azote de potasse est de 35 ᵐᵍʳ par litre ; en somme, c'est une eau de bonne qualité.

Travaux d'assainissement à exécuter. — Ce sont à peu près les mêmes que pour la source précédente, c'est-à-dire :

« Création d'un bassin de retenue. Installation d'une borne fontaine portant l'inscription eau potable, tout à fait en dehors du lavoir et de l'abreuvoir. Surveillance du périmètre de protection.

« *Nécessité d'exécuter des captations nouvelles.* — Le débit actuel des captations que nous venons de décrire est insuffisant pour la population en temps normal (environ 31 litres par habitant au lieu de 50 demandés par la plupart des hygiénistes). A *fortiori*, la pénurie d'eau se fera sentir davantage pendant la saison balnéaire. Une captation nouvelle s'impose. D'après la municipalité, elle se ferait dans le Sud du bourg non loin de la bifurcation de la route d'Henvic à Créachcaouet avec la vieille route, au lieu dit « Le Poulon » (voir le plan annexé au dossier). Là, dans un vaste périmètre ce ne sont que des landes, des roches, peu de cultures. Le point choisi est suffisamment éloigné pour ne pas risquer d'être englobé un jour dans l'agglomération. Il est possible que le débit escompté soit abondant, les suintements notés au contre-bas du talus de la vieille route ont persisté pendant la grande sécheresse de 1921. S'il en est ainsi, il y aurait lieu de créer un château d'eau convenablement surélevé et alimenté par une pompe. On pourrait alors installer un véritable réseau de distribution, un nombre suffisant de bornes-fontaines.

« Progressivement, on supprimerait les anciennes fontaines, dès maintenant, d'ailleurs, plusieurs d'entre elles, dont les cuvettes de captation sont encombrées d'herbes aquatiques, devraient être condamnées au point de vue eau potable.

« B. *Evacuation des eaux usées*. — Il n'existe que des caniveaux dont le curage est régulièrement effectué avant la saison balnéaire.

« En raison de l'extrème dispersion des habitations du bourg sur une vaste étendue, la création d'un réseau complet d'égout entraîne des travaux considérables et de grosses dépenses.

« Cependant, ou pourrait commencer par établir un réseau desservant la région la plus dense de l'agglomération en prenant toutes les dispositions utiles pour son extension ultérieure, et en évitant à tout prix la pollution des plages.

« Sans attendre la réalisation de ces projets, dès maintenant, il faudrait créer un service de voirie et d'enlèvement des ordures ménagères.

« En résumé, le classement comme station de tourisme de la commune de Carantec lui permettrait avec les ressources nouvelles obtenues par la taxe de séjour d'améliorer tout d'abord l'adduction d'eau potable et ensuite l'évacuation des eaux usées.

« Les deux problèmes sont d'ailleurs liés l'un à l'autre, l'abondance d'eau facilitant la propreté des individus et des habitations et l'entraînement en dehors de l'agglomération des matières usées. »

Les conclusions de cet intéressant rapport sont adoptées par le Conseil, qui donne un avis favorable à la demande de classement comme station de tourisme formulée par la commune de Carantec.

SAINT-JEAN-DU-DOIGT. — *Classement comme station de tourisme.* — Adoptant les conclusions du rapport ci-après de M. le Docteur Marcandier, le Conseil d'Hygiène donne un avis favorable au classement comme station de tourisme de la commune de Saint-Jean-du-Doigt.

Rapport sur les travaux d'assainissement à exécuter dans la commune de Saint-Jean-du-Doigt

« La commune de Saint-Jean-du-Doigt compte 1.030 habitants (dernier recensement). Pendant la saison de tourisme, qui s'étend du 1er juin au 30 septembre, le nombre des étrangers est d'environ 600 à 700, dont 400 séjournent un certain temps dans la localité.

« Ces touristes logent dans 4 hôtels (dont un nouvellement installé et qui s'ouvrira cette année), 10 villas, 15 appartements meublés, au total 180 lits environ.

« L'enquête faite sur les lieux nous a montré que les travaux d'assainissement les plus urgents à exécuter devraient avoir pour objet l'amélioration du système actuel d'adduction des eaux potables et la réalisation de nouvelles captations.

« *Système actuel d'adduction et de distribution de l'eau potable.* — Saint-Jean-du-Doigt est alimenté depuis une époque très reculée par une source située dans le territoire de la commune de Plougasnou, sur le versant Ouest de la vallée, à une altitude de 40 à 50 mètres environ. L'eau vient sourdre au niveau d'une cuvette de captation de 1 mètre de profondeur en partie maçonnerie et protégée par une niche en granit.

« Les terrains situés au-dessus du point d'émergence sont des landes incultes, parsemées de roches granitiques. Il n'y a pas d'habitation sur un vaste périmètre.

« Une conduite en plomb de 4 centimètres de diamètre part du bassin de captation et descend dans la vallée en se maintenant à une profondeur de 60 centimètres environ sous des prairies plantées d'arbres ; arrivée au fond de la vallée, elle franchit la rivière en reposant directement sur le fond, passe sous une maison d'habitation, et après un trajet total d'environ 400 mètres aboutit enfin à la vasque de la fontaine monumentale située dans le cimetière.

« C'est dans cette vasque souillée par toutes les poussières atmosphériques que les habitants ne possédant pas de puits particuliers (il y en a 4 dans la localité), venaient puiser l'eau potable.

« Des améliorations toutes récentes (décembre 1921-janvier 1922) ont été heureusement apportées à ce système primitif. Deux autres sources situées au voisinage de la première ont été captées par des tuyaux en grès de 6 centimètres de diamètre aboutissant à la cuvette ci-dessus décrite. La niche en pierre a été complètement fermée par une porte en fer cadenassée. On a refait en partie l'ancienne conduite en plomb.

« Enfin et surtout un branchement par tuyau en plomb de 3 centimètres a été greffé sur la conduite principale, avant son entrée dans le cimetière ; ce branchement alimente deux bornes-fontaines avec robinet situées en pleine agglomération, l'une contre le mur du cimetière, l'autre contre le mur de l'école communale. Au total, la municipalité a dépensé 2.159 francs pour ces travaux.

« Ajoutons qu'un deuxième branchement alimentant l'hôtel le plus important de la localité a été pratiqué au niveau d'un regard percé dans le mur même du cimetière.

« Disons tout de suite qu'il n'a jamais été signalé d'intoxication par le plomb des conduites.

« *Améliorations à apporter au système actuel.* — Il y aurait lieu de protéger par une chape en ciment ou un tuyau en fonte la conduite principale en plomb dans son trajet sur le lit de la rivière et sous la maison d'habitation.

« Le branchement de l'hôtel au point où il se détache de la conduite principale présente un robinet situé sur le même plan que le caniveau bordant la route qui longe le cimetière. Or, il arrive fréquemment qu'il baigne dans l'eau du caniveau, eau contaminée par des souillures de toute nature, peut-être même par des suintements du cimetière situé au-dessus. Si le robinet n'est pas absolument étanche, il peut se produire des infiltrations dangereuses pour la population de l'hôtel très fréquenté (37 chambres). Il suffirait de relever le tuyau de branchement et de placer le robinet dans un endroit facilement accessible, tout à fait au-dessus du radier du caniveau.

« *Nécessité d'exécuter des captations nouvelles.* — Bien que nous n'ayons pu mesurer exactement le débit de la conduite principale, il est notoirement insuffisant pour le chiffre de la population actuelle.

« Certains particuliers y suppléent par des puits en général bien construits, fermés et possédant une pompe latérale. Mais il faut envisager l'extension possible de la localité le long de la route conduisant à la mer et en bordure de la plage même.

» L'eau ne manque pas et les sources ont l'avantage d'être situées à flanc de côteau, à une altitude qui permettrait de bénéficier d'une certaine pression.

« La municipalité s'est engagée (délibération du 19 février 1922) à faire étudier la captation d'une source nouvelle dite de « Pennarach », située sur le versant et à peu près à la même altitude que celle du versant opposé déjà décrite. Quelques habitations se trouvent sur son périmètre qui aura besoin d'être surveillé.

« L'adduction de cette eau permettrait d'établir un service public d'eau potable à domicile.

« *Travaux d'assainissement concernant l'évacuation des matières usées.* — Il n'existe pas d'égout, mais des caniveaux curés régulièrement ; quelques-uns ont une circulation d'eau.

« Les eaux courantes abondantes descendant des versants de la vallée vers la rivière, convenablement distribuées dans un réseau simple d'égouts, faciliteraient l'évacution des matières usées. Celles-ci, très diluées, n'entraîneraient pas une pollution trop marquée de la rivière et de la plage qu'elle traverse pour se rendre à la mer.

« D'ailleurs, la rivière parcourt encore 1.100 mètres environ avant d'arriver à la mer et au cours de ce trajet beaucoup de matières organiques ont le temps de se déposer. Enfin, il existe en bordure de la plage un seuil de galets et de sable formant barrière filtrante.

« En résumé, le classement de Saint-Jean-du-Doigt en station de tourisme permettrait de consacrer le produit de la taxe de séjour à l'exécution de travaux d'assainissement indispensables, singulièrement facilités par la disposition des sources et l'abondance des eaux. »

Tuerie privée d'animaux domestiques. — Demande de M. Laurent, de Plogastel-Saint-Germain. — Sous certaines conditions exposées dans un rapport de M. Cornic, Vétérinaire départemental, le Conseil d'Hygiène donne un avis favorable à la demande formulée par M. Laurent, en vue d'établir une tuerie privée d'animaux domestiques à Plogastel-Saint-Germain.

Dépôt de liquides inflammables de 1ʳᵉ classe. — Demande d'installation à Crozon, formulée par la Compagnie industrielle des pétroles (12, rue Blanche, à Paris). — Sous réserve des observations ci-après formulées par M. l'Inspecteur du Travail, la demande formulée par la Compagnie industrielle des pétroles, en vue d'établir un dépôt de liquides inflammables de 1re classe à Crozon, est accueillie favorablement :

« La Compagnie industrielle des pétroles se conformera d'une façon générale aux prescriptions de l'arrêté réglementaire s'appliquant aux rubriques n°s 215 et 218 de la nomenclature des établissements dangereux, insalubres ou incommodes et spécialement à celles du :

« 3° Le sol sera imperméable et incombustible...

« 6° L'interdiction de fumer, sera affichée en caractères très apparents près de la porte d'entrée.

« 8° Le dépôt sera pourvu d'une quantité de sable et de moyens de secours contre l'incendie en rapport de son importance. »

Dépôt de mazout, pétroles et essences de 1re classe. — Demande d'installation à Kerfeunteun, formulée par la Compagnie occidentale des produits du pétrole (59, rue du Rocher, Paris). — M. Le Hen donne lecture du rapport suivant :

« J'ai l'honneur de vous retourner le dossier de la demande formée par la Compagnie occidentale des produits du pétrole, en vue d'être autorisée à établir un dépôt de liquides inflammables à Kerfeunteun.

« J'ai examiné toutes les réclamations qui ont été formulées au cours de l'enquête et me suis rendu à l'endroit qui a été proposé par la Compagnie précitée pour l'emplacement de l'établissement.

« Les craintes des futurs voisins du pétitionnaire me paraissent excessives, si l'on tient compte des dispositions qu'il propose pour l'installation. Je ne vois du reste aucune habitation à moins de 60 à 70 mètres des ateliers, et je me demande si, dans ces conditions, les Compagnies d'assurance seraient admises à solliciter des augmentations de prime chez les voisins.

« L'installation dudit dépôt ne me paraît pas non plus une cause de diminution de la valeur des terrains avoisinants, et j'ai eu sous les yeux, l'exemple d'un dépôt de 60.000 litres d'essence qui est à l'heure actuelle entouré de maisons d'habitation, et celui d'un dépôt de 21.000 tonnes de mazout, pétrole et essence, qui n'ont ni l'un ni l'autre donné lieu, jusqu'à présent, à aucune plainte. Il est juste d'ajouter que des précautions ont été prises aussi bien dans l'intérêt du voisinage, que dans celui du personnel appelé à y travailler.

« En vue de rassurer les voisins contre les risques d'incendie, et obtenir, d'autre part, la parfaite observation des règlements concernant l'hygiène et la sécurité des travailleurs, j'ai indiqué ci-dessous, les conditions d'installation qui me paraissent devoir être observées, et que je vous prie de vouloir bien notifier au pétitionnaire :

« 1° Les sorties devront être assez nombreuses pour permettre l'évacuation rapide de l'établissement, elles devront être toujours libres et jamais encombrées de marchandises, ni d'objets quelconques. Dans les ateliers où seront manipulés les liquides inflammables, aucun poste habituel de travail ne devra se trouver à plus de 10 mètres d'une sortie. Les portes de sortie qui ne serviront pas habituellement de passage devront être signalées par la mention « Sortie de secours » (art. 16 du décret du 10 juillet 1913).

« 2° Tous les liquides inflammables, ainsi que les chiffons imprégnés de ces substances devront être renfermés dans des récipients métalliques clos et étanches (art. 17 du décret du 10 juillet 1913).

« 3° Toutes les précautions devront être prises pour que tout commencement d'incendie puisse être rapidement combattu. A cet effet, l'établissement devra être pourvu d'une quantité de sable suffisante et d'appareils extincteurs efficaces. Une consigne affichée dans chaque local de travail indiquera le matériel d'extinction et de sauvetage qui doit s'y trouver, les manœuvres à exécuter en cas d'incendie avec le nom des personnes désignées pour y prendre part (art. 17 du décret du 10 juillet 1913).

« 4° Si un éclairage artificiel est nécessaire on ne devra se servir que de la lumière électrique par incandescence, l'emploi des lampes à arc devra être interdit.

« 5° Les ateliers de manipulation des liquides inflammables devront être bien ventilés, ils devront être construits en matériaux résistant au feu sans autre bois apparent que les pièces de charpente, le sol sera imperméable et incombustible.

« 6° Le sol de la chambre, en maçonnerie, devra être imperméable et incombustible, et les réservoirs devront être séparés par des cloisons en matériaux incombustibles de hauteur suffisante pour éviter la propagation de l'incendie, de l'un à l'autre des compartiments. Les réservoirs devront être placés à une distance convenable des ateliers pour s'opposer à la propagation de l'incendie. Dans le cas d'impossibilité, un écran de hauteur convenable en terre ou autres matériaux incombustibles devra être interposé.

« Les pétitionnaires ayant pris l'engagement d'installer des vestiaires, lavabos, lieux d'aisances, il n'y a pas lieu d'insister sur ces dispositions légales, mais il devra, toutefois, leur être notifié les prescriptions du décret du 21 mars 1914 interdisant l'emploi des enfants de moins de 16 ans dans les ateliers et magasins de cette nature.

« Telles sont, Monsieur le Préfet, les conditions qui me paraissent devoir être imposées à la Compagnie pétitionnaire. »

M. Vincent ne saurait trop insister sur la nécessité d'obtenir une ventilation parfaite des locaux.

Comme les plans produits ne permettent pas de se rendre compte de l'agencement desdits ateliers, le Conseil d'Hygiène, sur la proposition de M. le Préfet, décide d'ajourner son avis sur la demande formulée par la Compagnie occidentale des produits du pétrole jusqu'à ce que cette Compagnie ait fourni l'engagement de prendre toutes mesures utiles afin d'assurer une ventilation parfaite des ateliers.

Un plan des bâtiments pourrait être utilement joint à cet engagement.

Désignation d'un délégué au Conseil départemental d'Hygiène, pour faire partie des Offices communaux d'habitations à bon marché de Brest et Douarnenez. — M. Le Guillou, Inspecteur du Travail à Brest, est désigné pour faire partie du Conseil d'administration de l'Office communal de Brest, et M. Cuzou, Ingénieur des Ponts et Chaussées, à Douarnenez, pour faire partie, en qualité de délégué au Conseil départemental d'Hygiène, de l'Office communal de Douarnenez.

Désignation d'un membre du Conseil départemental d'Hygiène pour faire partie de la Commission départementale de la Natalité. — Aux termes du décret du 26 decembre 1921, la Commission départementale de la Natalité et de la protection de l'Enfance comprend notamment : « l'Ins-« pecteur départemental d'Hygiène, ou, à défaut, d'Ins-

« pecteur départemental, un membre du Conseil dépar-
« temental d'Hygiène, désigné par ses collègues. »

M. le Docteur Lagriffe, qui accepte, est désigné en cette
qualité.

*Fabrique d'eaux gazeuses — Demande de M. Le Talec,
de Lannilis.* — Adoptant les conclusions du rapport établi sur cette affaire par M. Vincent, le Conseil départemental d'Hygiène donne un avis favorable à la demande
de fabrique d'eaux gazeuses formulée par M. Talec, de
Lannilis.

*Constructions scolaires. — Constitution d'une Commission
mixte en vue de l'étude de projets. — Désignation de quatre membres du Conseil départemental d'Hygiène.* — M. le
Préfet fait connaître que, par dépêche du 15 mai dernier,
M. le Ministre de l'Instruction publique lui a signalé les
retards et les inconvénients qu'entraîne, en ce qui concerne les projets techniques de constructions scolaires, la
double consultation du Comité des bâtiments civils, d'une
part, et la Commission sanitaire ou du Conseil d'Hygiène
de l'autre.

Pour remédier à ces inconvénients qu'il expose à l'Assemblée, M. le Préfet fait savoir que M. le Ministre de
l'Instruction publique a décidé, qu'à l'avenir, les projets
scolaires seraient soumis à l'examen d'un Comité mixte,
composé de membres appartenant au Comité des bâtiments civils, au Conseil d'Hygiène et au Conseil départemental de l'enseignement primaire.

Ce Comité mixte, dont l'avis unique aura toute la valeur
du triple examen actuellement exigé, devra comprendre

quatre membres du Conseil départemental d'Hygiène. L'Assemblée désigne :

MM. le Docteur Colin ; Vally, Architecte ; l'Ingénieur en chef des Ponts et Chaussées et le Docteur Lagriffe, pour en faire partie.

QUIMPERLÉ. — *Adduction d'eau potab'e.* — M. le Préfet fait connaître que le Conseil supérieur d'Hygiène publique de France a formulé les observations au sujet du projet d'alimentation en eau potable présenté par la ville de Quimperlé.

M. le Docteur Lagriffe, qui s'est rendu sur les lieux afin de procéder à un complément d'enquête portant sur les objections présentées par le Conseil supérieur, lit le rapport suivant :

« Comme suite à votre lettre du 20 mai 1922, j'ai l'honneur de vous rendre compte que je me suis rendu à Quimperlé, ainsi qu'il avait été convenu, le mercredi 24 mai 1922. J'ai trouvé là M. Le Louédec, Maire, M. Liot, Adjoint et M. Troalen, Ingénieur des Travaux publics de l'Etat. De l'examen de la situation il résulte :

« 1° Que le village de Rouas et le hameau de Kervazou ne sont pas dans le périmètre immédiat de la source Rouas ; que la présence de matières organiques dans l'échantillon envoyé à l'analyse n'a pas lieu de surprendre si l'on tient compte des conditions assez peu favorables dans lesquelles le prélèvement a dû être opéré et de ce fait que la source n'est pas encore captée, ni protégée ; que ces eaux ne contiennent, d'ailleurs, que six espèces microbiennes et non pas un nombre de germes assez considérable. Il importe de ne pas oublier que M. Duclaux a posé en principe que « il est vain d'espérer une eau de boisson privée de germes » et qu'un tel principe répond parfaitement à la réalité des choses ; que, même, une dizaine d'espèces constitue ce que l'on appelle de « rares colonies » et que ce qui importe, en dehors de la quantité, c'est la qualité des espèces ; or, les échantillons de la source Rouas ne contenaient que des espèces indifferentes. Le laboratoire du Conseil supérieur, dont le sentiment doit prévaloir pour nous, a déclaré à la suite de l'analyse n° 5591, le 13 avril 1921, que l'eau est de bonne qualité ;

« 2° Le Conseil supérieur dit n'avoir aucune indication sur la composition des sources du Petit-Kermellac ; or, l'analyse des eaux de ces sources a été faite, encore par le laboratoire du Conseil supérieur, sous le n° 5625, du 12 mai 1921. Copie conforme de cette analyse faisait partie du dossier adressé à la Préfecture par la municipalité de Quimperlé ; cette copie y figure encore ; les eaux du Petit-Kermellac ont la même composition que celles de la source Rouas et le laboratoire les déclare, elles aussi, de bonne qualité. La couche de sable est incontestablement insuffisante pour les filtrer ; elle a moins de 2 mètres, et la pratique enseigne qu'il faut de 6 à 7 mètres de sable pour obtenir une bonne filtration. Mais il y a un périmètre de protection et, dans ces conditions, les précautions devant être prises pour qu'elles ne soient point polluées, une filtration plus complète ne semble pas nécessaire. Dans tous les cas, la ville de Quimperlé n'avait, malheureusement, pas le choix ;

« 3° Le périmètre de protection est parfaitement prévu pour ces sources : il figure au plan annexé au dossier et il figure aussi, en somme, dans le devis (achat de terrain).

M. le Maire de Quimperlé m'avait donné l'assurance

que le jour même de ma visite il serait établi : 1° un rapport supplémentaire indiquant d'une façon précise le périmètre de protection (déjà précisé sur le plan) du captage en galerie et de la source Rouas ; 2° un engagement de la ville de Quimperlé d'épurer efficacement ses eaux, si celles-ci se révélaient contaminées à l'analyse après captation. J'avais demandé que ces deux pièces me soient communiquées. Elles ne l'ont pas été. Comme il s'agit là d'un projet très urgent, j'ai cru bon de vous adresser, dès maintenant, les observations qui précèdent. »

Le Conseil départemental d'Hygiène,

Considérant que le Conseil municipal de Quimperlé a pris l'engagement joint au dossier, d'épurer efficacement ses eaux si celles-ci se révélaient contaminées à l'analyse ;

Considérant que le rapport supplémentaire fourni par l'Ingénieur chargé du projet d'adduction, établit de façon précise le périmètre de protection du captage en galerie et de la source Rouas ;

Considérant enfin qu'il résulte du rapport de M. le Docteur Lagriffe qu'il convient de considérer l'eau à capter comme étant de bonne qualité ;

Renouvelle l'avis favorable qu'il avait précédemment formulée au sujet de l'adoption du projet d'adduction d'eau de la ville de Quimperlé.

Vaccination antityphoïdique. — M. le Préfet fait connaître que, sur la demande de M. le Ministre de l'Hygiène, il a consulté les Présidents des Syndicats médicaux et les hospices du département, sur les mesures auxquelles il conviendrait de recourir afin de parvenir à la généralisation de la vaccination antityphoïdique.

Il pense que M. le Docteur Lagriffe, qui a déjà présenté

à l'Assemblée une très intéressante étude sur les moyens à employer afin de combattre la diffusion de la typhoïde, voudra bien accepter d'examiner les réponses qui lui sont parvenues et fournir au Conseil départemental un rapport détaillé sur la question envisagée.

M. le Docteur Lagriffe accepte de dresser ce rapport qu'il établira en collaboration avec M. Marcandier qui, ayant pratiqué de très nombreuses vaccinat'ons antityphoïdiques dans la Marine, pourra lui fournir de précieuses indications.

Il en est ainsi décidé.

Propagation des maladies contagieuses.— Destruction des mouches. — M. le Préfet fait connaitre qu'il a reçu de M. le Ministre de l'Hygiène une circulaire visant le rôle de la mouche dans la propagation des maladies épidémiques et indiquant différents moyens susceptibles d'être employés afin de parvenir à la destruction de cet insecte.

M. le Préfet estime, en plein accord avec les Membres de l'Assemblée, que la proximité des fumiers des habitations est la principale cause de la pullulation des mouches dans nos campagnes.

M. Vincent, qui va bientôt visiter les exploitations du département, en vue de l'attribution de prix aux fermes les mieux tenues, établira, de concert avec M. Lemonnier, un rapport sur les mesures à préconiser dans ce département pour parvenir à la destruction des mouches.

Protection de la santé publique. — Exécution de l'article 9 de la loi du 15 février 1902. — Situation sanitaire des communes. — M. le Préfet fait connaitre qu'il a fait procéder, par les Commissions sanitaires, à l'examen sanitaire des communes dans lesquelles la mortalité pendant les années

1918, 1919 et 1920, a été supérieure à la mortalité moyenne de la France.

Il a, d'autre part, en exécution d'instructions ministérielles, fait remplir, par les municipalités des communes de plus de 5.000 habitants et celles recevant une population saisonnière, un questionnaire indiquant la situation sanitaire de ces localités.

M. le Préfet estime qu'il serait indispensable qu'un Membre du Conseil départemental d'Hygiène veuille bien se charger d'établir un rapport d'ensemble sur ces deux affaires qui sont d'ailleurs intimement liées.

M. le Docteur Colin sera chargé d'établir ces rapports.

Prophylaxie des maladies transmissibles par l'eau. — M. le Préfet fait connaître qu'il a reçu de M. le Ministre de l'Hygiène une dépêche l'invitant à étudier les mesures à prendre en vue d'éviter la propagation des maladies transmissibles par l'eau (typhoïde, dysenterie, etc...).

MM. les Docteurs Lagriffe et Marcandier se chargent de rapporter cette question.

Manuel d'hygiène. — M. le docteur Lagriffe fait connaître qu'il a reçu les études établies par les délégués de la Commission chargée de dresser le manuel d'hygiène que le Conseil départemental d'Hygiène a décidé d'établir à l'usage des écoles primaires.

Il propose à l'Assemblée de rassembler ces études, de façon à former un tout homogène susceptible d'être examiné par la Commission spéciale prévue par le Conseil départemental.

Le Conseil approuve l'initiative de M. le Docteur Lagriffe.

La séance est levée à 12 h. 15.

Séance du 27 Juin 1922

Le Conseil départemental d'hygiène s'est réuni le mardi 27 juin, à 10 heures, sous la présidence de M. Desmars, Préfet du Finistère.

Etaient présents : MM. les Docteurs Colin, Lagriffe et Marcandier ; Le Fort ; Cornic ; Vally ; l'Inspecteur d'Académie ; Le Guillou, Inspecteur du Travail ; Vincent et Le Bris.

Absents et excusés : MM. Olgiati, Lancien, Le Hen, Guillemot et Lemonnier.

Protection de la santé publique. — Communes dans lesquelles la mortalité a été supérieure à la mortalité moyenne de la France. — M. le Docteur Colin lit le rapport suivant, dont les conclusions sont adoptées :

« L'article 9 de la loi du 15 février 1902 nous invite à rechercher les causes de la surmortalité dans les communes où les décès ont dépassé, pendant trois années consécutives, le taux de 1, 72 % de la mortalité moyenne de la France et nous sommes amenés aujourd'hui à examiner cette question pour les années 1918, 1919 et 1920.

« Faisons, d'abord, cette constation consolante que, d'une façon à peu près générale, la mortalité a progressivement diminué au cours de cette triade.

« Eliminons, ensuite, les statistiques trompeuses des villes à hôpitaux, hospices et asiles, où on compte en même temps que les décès des habitants les décès des personnes qui ont été envoyées du dehors dans ces établissements, de sorte que la mortalité des communes exportatrices s'allège au détriment des villes importatrices.

C'est ainsi que Quimper, élimination faite de ces poids morts, voit se transformer 5.15 ; 2.90 ; 2.16 en 2.48 ; 1.55 ; 1.33 ; Quimperlé, au lieu de 191, 185 décès, n'en compte que 108 et 97 ; le Docteur Le Stunff, de Quimperlé, se plaint même et avec raison qu'on envoie trop souvent du dehors à l'hôpital des malades à la dernière extrémité.

« 1918 a été l'année meurtrière et nous en connaissons en grande partie les causes : forte épidémie de grippe qui a sévi avec des complications le plus souvent pulmonaires de la plus grande gravité ; en fin d'année, épidémie non moins redoutable de dysenterie, mais il y a eu encore d'autres facteurs signalés dans plusieurs des rapports des Commissions sanitaires : dépression morale chez les vieillards et chez les faibles par suite de la perte au cours de la guerre de tant d'êtres chers ; dépression physique par les privations, par le surmenage de ceux qui restaient pour faire le travail des absents. D'autre part, on a remarqué une plus forte proportion de la mortalité, qui s'explique également par les causes ci-dessus ; le Docteur Allain, de Brest, y ajoute pour les femmes de Saint-Marc les rudes travaux des ouvrières de la poudrerie du Moulin-Blanc et les émanations acides qu'elles respiraient dans les ateliers ; à la poudrerie du Pont-de-Buis, par contre, la mortalité générale a été moins élevée que les années suivantes, mais je ne sais rien ici de la mortalité ; il est vrai, si je ne m'abuse, que les méthodes du travail n'étaient pas la même dans les deux établissements.

« Le commencement de 1919 a eu la queue des épidémies de 1918 et l'année s'en est ressentie dans son taux de mortalité.

« 1920 a été plus calme.

« En tous cas, pour ces années, il faut retenir plusieurs des causes de surmortalité qu'en 1918.

« Et puis, d'une façon générale, il faut toujours en revenir à l'inobservation des règles de l'hygiène : dans les villes, locaux malsains et surpeuplés, manque d'égouts dans la plupart ; dans les campagnes, fumiers et purin voisinant avec les puits et les ouvertures des habitations, eau souvent défectueuse, stagnation des matières usées.

« Dans un certain nombre de localités, petites communes surtout, on n'a pu découvrir la cause de la surmortalité triennale.

« Une singulière particularité avait attiré mon attention sur la commune de Locquénolé : la Commission sanitaire de Morlaix y avait vu comme cause de la surmortalité un nombre excessif de cas de cancers : dans un rapport du 19 de ce mois, le Docteur Prouff, de Morlaix, a fait justice de cette hypothèse et rapporte la cause de la surmortalité de Locquénolé à la grippe et aux décès de nombreux vieillards.

« En résumé, en dehors des causes physiques ou morales qui souvent nous échappent, nous avons une action suffisamment nette et féconde dans bien des cas pour restreindre dans la plus large mesure possible l'invasion et la diffusion des maladies évitables, c'est une application aussi stricte que possible des mesures d'hygiène publique et privée : c'est en très grande partie en faisant l'éducation des masses et particulièrement des enfants que nous pouvons espérer y arriver, c'est une œuvre de temps et de patience. »

Sur la proposition de M. le Docteur Lagriffe, il est décidé que M. le Préfet demandera tous les ans, à chaque hôpital ou hospice, un compte rendu visant les entrées, les sorties, décès, etc... survenus dans leurs établissements.

M. le Docteur Lagriffe dressera, à ce sujet, un plan qui pourrait être communiqué à tous les hôpitaux.

Vaccination antityphoïdique. — M. le Docteur Lagriffe donne lecture du rapport suivant qu'il a établi en collaboration avec M. le Docteur Marcandier, au sujet des mesures à prendre en vue de parvenir à la propagation de la vaccination antityphoïdique :

« A la suite du rapport présenté à la séance du Conseil départemental d'hygiène du 16 décembre 1921, une enquête a été menée auprès des représentants du corps médical, en ce qui concerne les vaccinations dans le public, auprès des administrations hospitalières, en ce qui concerne la vaccination des individus susceptibles d'être en contact, de par leur profession, avec les malades atteints d'affections typhoïdes.

« Le corps médical s'est déclaré disposé à aider l'administration dans toutes les mesures qui seront adoptées pour propager la vaccination antityphoïdique. Il a été unanime à enregistrer les résistances qui seront à vaincre pour généraliser la méthode préventive ; il a été unanime, aussi, à préconiser la propagande par la presse, par l'affiche, par l'ouverture, dans les grands centres, de séances de vaccination. Il ne semble pas que le corps médical admette l'opportunité, du moins pour le moment, de conférences et de distribution de tracts. Dans tous les cas, il résulte de l'enquête que les médecins du Finistère sont décidés à apporter à l'administration leur appui et leur dévouement.

« Les réponses des administrations hospitalières ont été généralement moins satisfaisantes ; il est vrai que la question qui leur était posée était beaucoup plus précise : le personnel est-il disposé à se laisser vacciner ? La réponse a été ordinairement négative. Les hôpitaux ont répondu ou bien qu'ils ne reçoivent que des vieillards et n'ont qu'un personnel restreint et âgé, ou pas de personnel du tout ; ou bien que le personnel se refuse à toute vaccination et qu'on ne peut l'y obliger, sous peine de rendre tout recrutement impossible. Cependant, il convient de remarquer qu'il a été procédé à des vaccinations à Guilers-Brest, en 1920, que l'hôpital de Landerneau a répondu par une demande immédiate de vaccin, que l'hôpital de Douarnenez envisage la vaccination de son personnel et que la religieuse-supérieure de cet hôpital, déjà vaccinée pendant la guerre, se prêtera, s'il le faut, à une revaccination. Ceci est un point à retenir.

« Il reste en somme de tout ceci la nécessité de préparer l'opinion.

« Cette préparation de l'opinion nous semble pouvoir être réalisée : 1° par la propagande ; 2° par l'exemple ; 3° par certaines obligations.

« *1° La propagande.* — Le meilleur moyen de propagande est d'abord l'affiche, non seulement l'affiche, pour ainsi dire, extérieure, mais l'affiche intérieure et permanente dans les mairies, dans les gares et tous autres lieux publics, dans les bourses du travail et les bureaux de placement, dans les écoles. Le texte de cette affiche pourrait, avantageusement, être reproduit sur papillon à coller ou à annexer dans les livrets de famille, et à remettre, dans les bureaux de mairie, à toutes les personnes amenées à s'y présenter pour les actes de la vie civile ; puis,

dans les écoles, aux enfants avec un commentaire suc-
cinct des instituteurs, dans les écoles normales d'instituteurs.

« *2⁰ L'exemple.* — Le fait que nous avons noté à l'hôpital de Douarnenez montre ce qui peut être fait dans ce
sens-là : il conviendrait d'agir auprès des communautés
religieuses vouées aux soins des malades ; il n'est pas
douteux que dans les hôpitaux où le personnel congréga-
niste se fera vacciner, on verra d'un bon œil la vaccination, le petit personnel se montrera de moins en moins
réfractaire ou pas réfractaire du tout. Et, c'est dans le
même sens qu'il nous paraîtrait utile d'associer le clergé,
qui jouit d'une grosse influence sur une portion importante de la population, à la propagation de la vaccination ;
s'il était possible d'organiser, au moins dans les agglomérations importantes, des séances de vaccination, il ne
serait pas inutile de demander au clergé paroissial d'an-
noncer ces séances au prône et de recommander vivement
leur fréquentation aux fidèles.

« *3⁰ Certaines obligations.* — Par analogie avec ce qui
s'est passé et ce qui se passe pour la variole, l'administration ne pourrait-elle exiger des candidats aux postes
qu'elle doit pourvoir, un certificat de vaccination antityphoïdique ? Dans le même ordre d'idées et pour atteindre forcément, dans le Finistère, un nombre non négli-
geable de communes, il serait intéressant d'émettre le
vœu que le classement en station de tourisme soit lié à la
question de la vaccination antityphoïdique et ceci dans
le sens suivant : ne pourraient être classées comme station que les communes faisant les frais d'un centre de
vaccination.

« Le Touring-Club de France pourrait, aussi, être sollicité à nous apporter son appui en demandant aux hôtels qui recherchent sa recommandation, d'apposer dans un lieu apparent de l'établissement un tableau donnant les résultats d'une récente analyse des eaux potables de la localité. De telles mesures présentent un intérêt d'autant plus grand que trop nombreux sont les cas de fièvre typhoïde et paratyphoïde contractée dans les stations touristiques et balnéaires, qui n'y sont pas connues, parce qu'elles sont dissimulées avec soin et qu'elles vont évoluer ailleurs, c'est-à-dire au domicile habituel des malades.

« Enfin, on pourrait, dès maintenant, en faisant appel à certains dévouements, ils ne feraient assurément pas défaut, organiser, dans les plus grosses améliorations du département, des séances de vaccination qui n'exigeraient, au début, de la part de l'administration, que la fourniture des vaccins nécessaires. Ne viendrait-il à ces séances que deux ou trois personnes, ce serait autant de gagné, contre la maladie et pour l'exemple.

« Reste la presse. Nous ne pensons pas que la presse reste indifférente à une démarche particulière dans ce sens. En attendant que des personnalités qualifiées composent des articles de vulgarisation qui conviendront, on pourrait, dès maintenant, lui demander l'insertion, en bonne place, d'une note énumérant et commentant les décisions qui seront prises par l'administration et les suggestions du Conseil départemental d'Hygiène, ainsi que la reproduction des affiches et des commentaires qui pourront être faits.

ANNEXES

Projet d'affiche à apposer sur les voies publiques, dans les lieux publics, dans les écoles

AVERTISSEMENT AU PUBLIC

LUTTONS CONTRE LA FIÈVRE TYPHOÏDE !

« LA FIÈVRE TYPHOÏDE EST UNE MALADIE GRAVE par elle-même et par ses conséquences : souvent elle tue ou elle rend infirme. Constamment, nous sommes exposés à voir naître et se développer les épidémies qui guettent vos enfants, qui vous menacent.

« LA FIÈVRE TYPHOÏDE EST UNE MALADIE ÉVITABLE grâce aux vaccins. Les recherches poursuivies depuis 34 ans, l'expérience des huit dernières années nous montrent que la vaccination antityphoïdique est aussi efficace que la la vaccination contre la variole.

« Pour éviter, à vous-même et aux vôtres, la fièvre typhoïde, consulter votre médecin sur l'opportunité de votre vaccination et celle de votre famille.

FAITES-VOUS VACCINER CONTRE LA FIÈVRE TYPHOÏDE !

« La question de savoir si cette affiche doit être anonyme ou signée peut se poser. Pour le cas où elle devrait l'être, il serait utile, peut-être, que sous le nom du Préfet du département on pût faire figurer ceux d'un ou deux membres très connus du Conseil supérieur d'Hygiène, des Présidents des syndicats médicaux et de certaines personnalités médicales du département.

Projet de commentaire pouvant servir aux Membres du corps enseignant

« La fièvre typhoïde ne récidive qu'exceptionnellement et une première atteinte, lorsqu'elle n'est pas mortelle, confère une sorte d'immunité. Un moyen d'immunisation pourrait donc consister à provoquer chez les individus, à une époque où ils se trouvent dans de bonnes conditions de résistance, une typhoïde qui serait, alors, légère et qui garantirait pour l'avenir. Un tel procédé a été employé, autrefois, avant la connaissance de la vaccine, contre la variole ; il a pris naissance en Turquie, où, aux XVIIe et XVIIIe siècles, on pratiquait, non sans danger cependant, la variolisation. Par analogie, on pouvait donc tenter l'immunisation contre la fièvre typhoïde en faisant ingérer ou en injectant aux individus les germes de la maladie ; mais, d'une part, pour éviter, autant que possible, les accidents, il était préférable de ne se servir que de germes peu virulents, de manière à obtenir qu'une typhoïdette, et, d'autre part, l'expérience d'un demi-siècle a montré que le germe n'agit pas directement par lui-même mais indirectement, par les produits qu'il secrète et qui restent contenus, même, dans le germe tué. Il ne paraissait donc plus nécessaire de se servir de germes vivants et l'on pouvait, en passant à la limite, utiliser des germes morts. Toute la méthode des vaccinations antityphoïdiques est là. La démonstration de la valeur du procédé a été administrée, dès 1888, par Toussaint, Roux et Chamberland, Charrin, Chantemesse et Vidal. C'est en partant des recherches de Chantemesse que le médecin militaire anglais Wrigth a eu le premier l'initiative d'appliquer à l'homme, en 1896, la vaccination par les cultures tuées par la chaleur. D'Angleterre, la méthode s'est diffusée en Allemagne, en Autriche, en Italie, au Japon, en Russie, en Amérique. A la suite des enquêtes menées, en France, par l'Académie de médecine et par le Conseil supérieur d'hygiène publique, est intervenue dans notre pays, la loi Labbé qui, en 1914, a rendu la vaccination antityphoïdique obligatoire dans l'armée. Les divers procédés actuellement en usage ne diffèrent les uns des autres que par le procédé employé pour tuer les germes et par le procédé d'inoculation : les vaccins de Chantemesse, de Le Moignic et Pinoy, où les bacilles sont tués par la chaleur ; le vaccin de Vincent où les bacilles sont tués par l'éther. A signaler cette particularité que les bacilles du vaccin de Le Moignic et Pinoy sont tenus en suspension dans l'huile, ce qui fait donner à ce vaccin le nom de lipo-vaccin. Tous ces vaccins, de Chantemesse, de Vincent et lipo-vaccin sont inoculés par piqûre sous la peau. Il existe encore un deuxième ordre de vaccins qui sont inoculés, sous forme de globules, par la voie buccale : ce sont les entéro-vaccins. Ces derniers ont une action plus lente.

« La durée de l'immunité conférée par tous ces procédés n'est peut-être pas très longue, on l'estime être de 2 à 3 ans, mais, pratiquement, cette durée est prolongée de ce fait que les sujets vaccinés, même anciennement, ne peuvent, en cas de contagion, faire que des formes très légères de la maladie.

« Il importe de ne pas oublier qu'il existe des contre indications de la vaccination et que celle-ci ne doit pas, en raison des dangers qu'elle présenterait, être pratiquée : *temporairement,* au cours et dans la convalescence de toutes les infections, états fébriles indéterminés, et, généralement, toutes les maladies aiguës ; d'une façon *permanente*, chez les tuberculeux à tous les degrés, chez les cardiaques, les néphritiques, les diabétiques.

« Il ne semble pas que la vaccination antityphoïdique doive être aussi précoce que la vaccination contre la variole ; elle est surtout nécessaire à l'âge de la plus grande fréquence de l'infection éberthienne, entre 15 et 25 ans.

Éléments Statistiques

Armée coloniale anglaise :

Morbidité chez les non-vaccinés : 21, 5 pour 1.000.

Mortalité   —   —   4,68   —

Morbidité chez les vaccinés...... 7,29   —

Mortalité   —   ...... 1, 2   —

Pendant la guerre du Transvaal, à Ladysmith :

Morbidité chez les non-vaccinés : 11,14 %

Mortalité   —   —   3,13

Morbidité chez les vaccinés 2,05

Mortalité   —   0,47

Armée française pendant la guerre :

D'août 1914 à janvier 1915 :   45.078 cas de fièvre typhoïde, avec 5.479 morts ;

Pendant l'année 1915 : 67.063 cas de fièvre typhoïde, avec 5.921 morts.

« Au cours de l'année 1915, des vaccinations systématiques sont entreprises, d'abord limitées par de très nombreuses contrindications, par une large tolérance ; ensuite, pratiquement obligatoire pour tous, sans exceptions.

Résultats :

Année 1916 : 12.482 cas de fièvre typhoïde, avec 501 morts.

— 63 —

Année 1917 :   1.678 cas de fièvre typhoïde, avec
                 124 morts.
Année 1918 :   757 cas de fièvre-typhoïde, avec
                 111 morts.

« Or, le nombre d'hommes sous les drapeaux augmentait, chaque année, de plusieurs dizaines de mille, en raison des récupérations.

« On peut donc dire, en comparant la mortalité de 1915 (5.924) à celle de 1918 (111) que, pratiquement, la fièvre typhoïde avait été, grâce aux vaccinations préventives, définitivement vaincue et, en comparant la morbidité de 1915 (57.053) à celle de 1918 (757), qu'elle avait disparu à la fin de la guerre, malgré des conditions matérielles et morales de moins en moins bonnes.

« La pratique d'une expérience, faite dans des circonstances douloureuses, montre donc que les vaccinations préventives, *appliquées judicieusement*, ont une valeur énorme et que leur généralisation permettra, dans un certain nombre d'années, d'autant plus court que la méthode ne rencontrera pas d'opposition, de faire disparaître complètement une maladie qui, au cours des siècles passés, a causé dans le monde des pertes formidables en matériel humain. »

Sur la proposition de M. l'Inspecteur d'Académie, il est convenu que des conférences seront faites aux élèves des écoles normales sur les avantages de la vaccination antityphoïdique et l'intérêt qui s'attache à en obtenir la généralisation.

M. le Préfet remercie MM. les Docteurs Lagriffe et Marcandier de l'étude si documentée qu'ils ont bien voulu dresser, relativement à l'importante question de la propagation de la vaccination antityphoïdique.

Dès que les conclusions de ce rapport auront reçu l'agrément de M. le Ministre de l'Hygiène, il s'efforcera d'appliquer les môyens de propagande si judicieux, préconisés par MM. Lagriffe et Marcandier et qui lui paraissent susceptibles de produire d'excellents résultats.

Les conclusions du rapport susvisé sont adoptées.

Situation sanitaire des communes de plus de 5.000 habitants et communes saisonnières. — M. le Docteur Colin lit le rapport ci-après, dont les conclusions sont adoptées :

« Conformément aux instructions de M. le Ministre de l'Hygiène, de l'Assistance et de la Prévoyance sociales, une enquête a été faite par vos soins sur la situation sanitaire du département du Finistère.

« Cette enquête porte sur 50 communes :

« 1° Communes de plus de 5.000 habitants ;

« 2° Communes de moins de 5.000 habitants, mais qui reçoivent à certaines époques de l'année un apport notable de population saisonnière ;

« 3° Communes, quelle que soit leur importance, ayant obtenu la reconnaissance comme stations hydrominérales, climatiques ou de tourisme.

« Elle a eu à envisager, d'après un questionnaire envoyé par le Ministère, les grandes questions de l'hygiène publique :

« EAUX. — En compulsant les dossiers que vous m'avez confiés, je n'ai trouvé que 17 localités se targuant d'avoir un service d'eau ; encore faut-il retenir que dans plusieurs ce service laisse à désirer, principalement au point de vue quantité.

« Des efforts continuent d'ailleurs à être faits pour remédier à ces défectuosités, et Brest, Camaret, Saint-Jean-du-

Doigt, Saint-Pol-de-Léon, Roscoff, se préoccupent de compléter leurs services.

« Dans les autres localités, l'eau d'alimentation provient de sources, le plus souvent saines, de puits, toujours plus ou moins suspects à cause de la proximité encore trop fréquente des fumiers, des cimetières, à cause aussi d'un manque de protection efficace, enfin de citernes, où l'eau qui y séjourne n'est que trop souvent polluée par les poussières de l'air et des toitures.

« Pour les communes de tourisme, sur 12, je n'ai trouvé que 6 ayant un service d'eau, dont 3 auront à le compléter.

« 14 municipalités étudient en ce moment la possibilité de créer un service d'alimentation d'eau potable.

« Egouts. — Il n'y a de réseaux d'égoûts complets qu'à Brest, Morlaix et Quimper ; des amorces ont été faites à Concarneau, Douarnenez, Locquirec, Plougasnou, Tréboul.

« La municipalité de Crozon étudie actuellement la construction d'égouts pour Morgat.

« Dans les communes les plus favorisées ensuite, les eaux usées ou de pluies coulent dans des caniveaux couverts.

« Mais encore trop nombreux sont les ruisseaux découverts avec tous les inconvénients et tous les dangers de contamination qu'ils présentent ; heureux encore, lorsque les déjections et le purin n'y circulent pas.

« Vidanges. — L'usage des fosses étanches est assez répandu dans les villes ; les matières en sont enlevées par des entreprises et par des particuliers et servent directement d'engrais.

Les fosses septiques sont rares ; en 1913, la question en avait été posée et le Maire de Quimper avait même pris un arrêté obligeant les propriétaires à en munir leurs immeubles, mais la guerre est venue et la réalisation s'est trouvée arrêtée ; il est vrai d'ajouter que la fosse septique entraîne le service d'eau à domicile, ce qui complique encore la question.

« Les tinettes sont encore d'un usage fréquent : matières encore utilisées par l'agriculture, ce qui n'est pas très rassurant pour les fruits, légumes, salades, qui sont cultivés à ras de terre.

« Enfin, il y a le « grand collecteur », mer et rivières, où on se gêne pas pour déverser les matières de vidange ; même dans les villes munies d'un service, il suffit de passer à certaines heures le long des quais pour sentir la façon dont les riverains se débarrassent de leur excédent.

« ORDURES MÉNAGÈRES. — Dans les villes, il y a généralement des poubelles qui sont vidées dans des tombereaux et emportées par des boueux ; mais le service n'est pas partout quotidien et on voit souvent des tas d'ordures qui séjournent plusieurs jours dans les rues.

« Il y a aussi, il faut le reconnaître, des difficultés d'application, par exemple dans les localités à rues fortement en pente : j'ai eu l'occasion de m'occuper de cette question, pendant la guerre, à Tréboul ; le Maire ne pouvait plus trouver de main-d'œuvre pour ce travail, de sorte que les rues étaient pavées de tas d'ordures qui attendaient qu'une forte pluie voulût bien les entraîner jusqu'à la mer.

« Comme les matières de vidanges, les ordures ménagères sont employées par l'agriculture.

« CIMETIÈRES. — Par un sentiment respectable de pieux souvenir, nos pères aimaient à enterrer leurs morts à l'ombre du clocher. Les exigences de l'hygiène moderne ont changé tout cela et, dès le 23 Prairial, An XII, un décret

impérial prescrivait que les cimetières fussent établis hors
des agglomérations et en fixait l'éloignement, qui a été
augmenté depuis. Plus de cent ans ont passé et nombre
de nos cimetières sont encore au milieu de nos bourgs.
Le fait n'est pas particulier au Finistère d'ailleurs et Paris,
avec son Père-Lachaise, par exemple, installé au haut
d'une colline, dans un quartier populeux, n'a rien à nous
reprocher.

« J'ai sous les yeux une liste de 15 communes du Finistère, dont les cimetières sont établis au milieu du bourg,
et, circonstance aggravante, nombre de ces bourgs a,
comme alimentation, de l'eau de puits qui sont loin d'être
à cent mètres de la cité des morts. Ce chiffre de 15 est
d'ailleurs bien au-dessous de la vérité.

« Je dois émettre le vœu que soient simplifiées les formalités à remplir pour l'installation d'un cimetière ou tout
au moins qu'on s'efforce de les remplir plus rapidement.

« Insalubrités locales. — Nous les connaissons toutes
et la plupart d'entre elles ont été énumérées dans ce rapport : dans les campagnes, fumiers et purin baignant le
sol à l'entour des puits ou placés trop près des habitations,
d'autant que le plus souvent on jette sur le fumier les
excréta humains, tant des malades que des bien portants ;
eau de citerne, dont j'ai signalé les dangers, etc... Dans
les villes, manque presque général d'égoûts, entassement
dans des locaux exigus, malsains, souvent malpropres,
etc...

« Pour réformer, dans la mesure des forces humaines,
toutes ces mauvaises pratiques, la lutte sera ardue et longue, mais elle mérite d'être poursuivie ».

Prophylaxie des maladies transmissibles par l'eau. — M. le Docteur Lagriffe lit le rapport ci-après dont les conclusions sont adoptées :

« Par sa circulaire du 2 mai 1922, M. le Ministre de l'Hygiène rappelle qu'au premier rang des responsabilités qui incombent aux municipalités, doit être placée la sécurité de l'eau destinée à l'alimentation. Il convient d'y pourvoir soit par la captation rationnelle des sources, soit par l'amélioration des captations déjà existantes et l'établissement de périmètres efficaces, soit par l'épuration des eaux suspectes, soit, enfin, par la surveillance des puits, des citernes, particuliers ou collectifs.

« Les principales causes de souillure doivent être recherchées dans les eaux et matières usées dont l'évacuation a été mal assurée ; elles doivent être recherchées aussi, dans les excrétas, dans les objets et matières souillées provenant des individus atteints de maladies infectieuses, souvent jetés sur les fumiers.

« Il convient donc, en dehors des mesures individuelles à prendre au cours des maladies transmissibles, d'exercer une surveillance sur les eaux d'alimentation, sur les modes d'évacuation des eaux et matières usées, sur les fumiers.

« *Eaux d'alimentation.* — Les principales maladies dont la transmission par l'eau est évidente, sont : la fièvre typhoïde et les fièvres paratyphoïdes, la coli-bacillose, les dysenteries, certains ictères infectieux, le choléra, peut-être le cancer, et, indirectement, par les eaux stagnantes, le paludisme. Dans le département du Finistère, l'attention doit surtout se porter sur la typhoïde, les paratyphoïdes, la coli-bacillose, les dysenteries, le choléra, qui y a fait autrefois des ravages, et à l'abri duquel nous ne serons jamais assurés d'être.

« Dans un département comme le nôtre, où les moyens d'alimentation en eaux potables sont des plus divers, il est difficile d'envisager des procédés généraux de préservation et d'indiquer un moyen unique de stérilisation des eaux. La surveillance qui incombe aux municipalités à l'égard des puits, des citernes, paraît n'avoir jamais été assurée, aucun périmètre de protection n'a été imposé par elles aux fontaines publiques ; en ce qui concerne les eaux captées, il ne semble pas que en dehors des alertes que provoquent les épidémies, des analyses bactériologiques soient régulièrement provoquées, de telle sorte que des captations, autrefois faites et aménagées suivant les règles prescrites, peuvent, après un certain temps, et par le manque de surveillance, ne plus donner qu'une garantie illusoire.

« C'est pourquoi il nous apparaît que, en dehors de la nécessité de plus en plus urgente de la déclaration régulière des maladies transmissibles, la nécessité s'impose de commencer, dès maintenant, à établir le *casier sanitaire des communes*, par analogie avec ce qui a été fait, à Paris, pour les maisons, par M. Juillerat. La première documentation porterait sur l'alimentation en eaux potables et sur l'évacuation des matières usées. Dans ce but, le questionnaire suivant pourrait être adressé à tous les maires :

« Comment la commune est-elle alimentée en eaux potables : fontaines, puits, citernes, eaux captées.

« A l'égard de chacune des rubriques, indiquer :

« D'où proviennent les eaux ? Quel est le périmètre de protection ? Donner, si possible, des plans et des cartes sur lesquels seront indiqués : les lieux d'émergence, la situation des fontaines, puits, citernes, le périmètre de protection.

« S'il s'agit d'eaux captées, donner des précisions sur le mode de captation, d'amenée, de collection, de distribution. Indiquer si la captation est destinée uniquement à des fontaines publiques ou à des fontaines et à des concessions particulières.

« Quelles sont, en litres ou mètres cubes, les ressources de la commune en eaux potables ? Combien d'habitants au dernier recensement ?

« A quelle époque remontent les dernières analyses ? Quel en a été le résultat au point de vue bactériologique ?

« La commune serait-elle disposée, même en l'absence de toute épidémie, à faire les frais de nouveaux prélèvements et analyses ?

« Indiquer la mortalité totale dans la commune pour chacune des cinq dernières années.

« Comment est réalisée, dans la commune, l'évacuation des matières usées ? Existe-t-il un réseau d'égoûts ? Dans l'affirmative, les indiquer sur un plan sommaire et faire connaître l'endroit où ils vont aboutir ?

« Existe-t-il un service voirie ? Dans l'affirmative, comment est-il réalisé, par la commune ou par un adjudicataire ? Fournir tous renseignements sur le matériel d'enlèvement utilisé.

« A l'égard des matières fécales, quels sont les systèmes ordinairement employés dans la commune : les fosses, les tinettes, le tout-à-l'égoût ou rien du tout ?

« Existe-t-il des prescriptions réglementaires concernant la construction et l'aménagement des habitations neuves ? Si oui, ces prescriptions sont-elles respectées ?

« S'il était possible d'obtenir du plus grand nombre des communes du département des réponses précises à un tel questionnaire, nous aurions une base précise grâce à laquelle des mesures particulières pourraient être préconisées.

« En attendant, nous devons nous en tenir à des prescriptions d'ordre général :

« Éviter la pollution des eaux en établissant et en surveillant les périmètres de protection des sources, captées ou non, fontaines, puits ; lutter contre les causes de pollution elles-mêmes en détruisant les objets souillés — à cet égard, il serait à désirer que chaque commune fasse les frais de l'installation d'un four à incinération — en propageant l'usage des fosses à purin et en enseignant aux cultivateurs l'intérêt qu'il y a à aménager rationnellement les fumiers, en luttant contre l'usage des mares — les animaux préfèrent tous les eaux courantes aux eaux stagnantes.

« En attendant que toutes ces conditions soient réalisées, il y aurait lieu d'obtenir que l'analyse des eaux des sources captées pour les grosses agglomérations soient faites périodiquement, c'est-à-dire au moins deux fois par an, à la période des eaux basses et à la période des pluies. Il y aurait lieu, ensuite, de recommander à la population qui use d'eaux suspectes — parce qu'il y a des épidémies régnantes, ou parce que l'eau provient de fontaines, de puits non protégés, de citernes, surtout de citernes — de prendre des mesures de désinfection en faisant bouillir l'eau, en javellisant les citernes, en lavant soigneusement à l'eau bouillie les fruits et les légumes destinés à être consommés crus. A ce dernier point de vue, il importe d'attirer l'attention du public sur le danger qu'il y a à consommer des fruits non muris et non pelés, cause fréquente, ici, de diarrhées dysentériformes souvent mortelles.

« Enfin, aux municipalités possédant un service d'eaux, il convient de prescrire, en cas de pollution des eaux, la recherche des causes de pollution, la modification ou la surveillance plus effective du périmètre lorsque celui-ci s'est montré insuffisant et, avant toute autre mesure, la stérilisation des eaux, non seulement par le filtrage, qui ne retient que les grosses impuretés, mais encore par des procédés physiques ou chimiques actuellement en usage : ozonisation, rayons violets, javellisation automatique, etc...

« Les prescriptions du Conseil supérieur d'Hygiène publique de France concernant la prophylaxie applicable aux maladies se manifestant principalement par des symptômes intestinaux ou gastro-intestinaux conservent ici toute leur valeur ; leur application ne peut-être qu'à nouveau recommandée ».

Compagnie occidentale des Produits du Pétrole. — Demande d'installation d'un dépôt à Quimper. — Suivant les plans fournis par la Compagnie pétitionnaire, il résulte que l'aération des bâtiments sera parfaitement assurée, et le Conseil départemental d'Hygiène donne un avis favorable à la demande d'installation à Kerfeunteun, d'un dépôt de mazout, pétrole et essences, formulée par la Compagnie occidentale des Produits du Pétrole, de Paris.

Dysenterie. — M. le Préfet donne lecture d'une série de recommandations, dont ci-après copie, préconisée par M le Docteur Calmette, en vue de combattre la diffusion de la dysenterie.

Le Conseil départemental estime, avec M. le Préfet, que ces recommandations, qui sont rédigées de façon à être comprises de tous, pourraient très utilement être insérées, dès maintenant, dans les journaux du département.

RECOMMANDATIONS :

1° de désinfecter avec soin les déjections des malades, soit en les enfouissant immédiatement à bonne distance des habitations, des puits et des citernes, entre deux pelletées de chaux vive, soit en les recevant dans un vase dans lequel on a préalablement versé un bol d'eau de Javel.

Il ne faut jamais jeter ces déjections sur les fumiers, ni les laisser exposées à l'air ;

2° de tenir les aliments, surtout le lait, le beurre, le *pain* et aussi les linges souillés par les malades, *à l'abri des mouches ;*

3° d'immerger tout de suite les linges salis par des matières fécales dans un chaudron ou un baquet contenant de l'eau chaude à laquelle on ajoute une grande pelletée de cendres de bois ;

4° ne jamais manger sans s'être soigneusement lavé les mains à l'eau et au savon ;

5° de faire bouillir pendant cinq minutes, puis refroidir l'eau destinée à la boisson ;

6° de s'abstenir de boire de l'eau-de-vie ou d'autres alcools ;

7° d'appeler le médecin dès qu'on est atteint de diarrhée et de coliques douloureuses.

La séance est levée à 12 heures.

Le Conseil départemental d'Hygiène s'est réuni le lundi 16 octobre 1922, à 10 heures du matin, à l'Hôtel de la Préfecture, sous la présidence de M. J. Desmars, Préfet du Finistère.

Étaient présents : MM. les Docteurs Lagriffe, Colin, Chauvel, Olgiati ; Deyrolle, Médecin-major du 118ᵉ régiment d'infanterie ; Vincent, Directeur du Laboratoire départemental ; Vally, Architecte ; Crépin, Ingénieur des Ponts et Chaussées ; l'Inspecteur d'Académie ; Le Hen et Le Guillou, Inspecteurs départementaux du Travail ; Le Bris, Chef de division à la Préfecture.

Absents et excusés : MM. les Docteurs Le Gorgeu et Marcandier.

VILLE DE CARHAIX. — *Projet d'adduction d'eau.* — M. le Docteur Lagriffe donne lecture du rapport suivant, dont les conclusions sont adoptées à l'unanimité :

« La ville de Carhaix présente cette particularité, qu'elle partage avec toutes les communes agglomérées du Finistère, et sur laquelle M. Camille Vallaux a, le premier, attiré l'attention, de ne pas avoir de domaine rural ; elle présente cette autre anomalie d'être entourée presque complètement par la commune de Plouguer, sauf sur cet étroit espace, de moins de 100 mètres, qui forme ce que l'on appelle le « Petit Carhaix ». La ville a une altitude moyenne de 170 mètres au dessus du niveau de la mer et de 40 mètres au-dessus de la vallée de l'Hyères ou Aven. La population est passée de 3 493 habitants en 1911, à 3.943 en 1921.

« Cette commune est actuellement alimentée en eau :
1º par la fontaine de la Madeleine, située au Sud-Est de
la ville, qui fournit la seule eau potable, dont le débit est,
notoirement insuffisant et sur les ressources de laquelle
on ne doit pas compter ; 2º par quelques puits publics
munis d'une chaîne à augets, dont le libre usage doit être
limité à 4 ou 5 heures par jour, sous peine d'épuisement,
et qui fournissent une eau propre à la consommation ;
3º par des puits particuliers qui présentent les mêmes
inconvénients que les puits publics.

« Ces puits empruntent leurs eaux à une nappe que
l'imperméabilité du sol rend peu abondante, qui est peu
profonde et qui circule dans le schiste argileux sur lequel
la ville est construite. Cette nature du sol facilite la contamination de ces eaux par de nombreuses infiltrations
provenant des fosses d'aisances, des caniveaux, des rues,
des routes et cette possibilité de contamination est accrue
du chef de l'absence de tout moyen d'évacuation des matières usées.

« Il n'est donc pas exagéré d'avancer que la commune
de Carhaix ne dispose pas d'eau potable.

« Cette pénurie d'eau a obligé la Société des Chemins
de fer économiques à assurer elle-même, pour le service
de sa gare de Carhaix, un service d'alimentation, en ins-
tallant, dans l'Hyères, une prise d'eau avec machine élé-
vatoire et réservoir.

« Depuis une dizaine d'années, la municipalité de Carhaix s'est préoccupée de remédier à une situation aussi
fâcheuse. En effet, la mortalité de la ville est très élevée ;
pour les cinq dernières années avant la guerre, elle s'est
élevée à :

« 1910, 2,77 % ; 1911, 2,71 % ; 1912, 2.80 % ; 1913,

2,69°/₀ ; 1914, 2,08 °/₀, chiffres très supérieurs à la moyenne de la France. D'autre part, de trop nombreux cas de fièvre typhoïde y sont observés : en 1918, 3 cas ; en 1919, 5 cas ; en 1920, 6 cas ; en 1921, 7 cas ; pour les six premiers mois de l'année 1922, 4 cas ont déjà été signalés. Il y a donc là une progression régulière qui ne laisse pas d'être inquiétante. Au surplus, dans la saison d'été, où, en raison de la sécheresse, le débit de la fontaine de la Madeleine devenant insuffisant, les Carhaisiens doivent s'en tenir aux eaux des puits, de très nombreux cas de dysenterie se manifestent.

« Le premier projet, étudié en 1913, prévoyait des captations de sources dans la Montagne Noire, à 12 kilomètres de Carhaix, approuvé, doté d'une subvention sur les fonds du Pari mutuel, ce projet allait être réalisé lorsque la guerre arrêta tout. Il semble, d'ailleurs, que ce projet n'aurait pas été des plus avantageux, car le débit des sources visées aurait, depuis, beaucoup diminué. Dans tous les cas, des renseignements fournis par M. le Professeur Barrois, de la carte géologique de France, il résulte qu'il ne faudrait pas compter trouver aux environs de Carhaix une quantité d'eau pouvant suffire aux besoins de la ville, que, pour des captations, la distance de 12 kilomètres est un minimum ; dans ces conditions, les ressources locales ne permettraient pas, d'ici un fort long temps, de fournir à la ville de Carhaix ce qui lui manque et dont elle ne peut plus se passer.

« C'est pourquoi, poussée par la nécessité, en vue de remédier, pour le mieux, à une situation qui ne peut plus et qui ne doit plus se prolonger, la municipalité de Carhaix a été amenée à étudier un système d'alimentation par utilisation des eaux superficielles : pompage dans la rivière

de l'Hyères, élévation, filtration et stérilisation des eaux ;
en somme, utiliser, en l'améliorant, le système d'alimentation créé par la Société des Chemins de fer économiques.
Telle est l'économie du projet, qu'après entente avec ladite
Société, la ville de Carhaix nous soumet aujourd'hui.

« L'Hyères ou l'Aven appartient au bassin de l'Aulne,
rivière de Châteaulin, dont il est un des affluents. Il prend
sa source sur un plateau situé au Sud-Est de Callac, dans
les Côtes-du-Nord ; issu des roches granitiques, son lit
est bientôt creusé dans ces terrains schisteux qui prédo-
minent dans tout le bassin de l'Aulne. Il ne reçoit lui-
même que des affluents de peu d'importance et la seule
agglomération que l'on rencontre sur son cours, avant
Carhaix, est la ville de Callac, située à plus de 20 kilomètres en amont. L'Hyères se jette dans l'Aulne, à quelques kilomètres en aval de Carhaix, après s'être confondu
dans la dernière portion de son cours, avec le Canal de
Nantes à Brest. L'Hyères n'est pas navigable ; entre Callac
et Carhaix on ne rencontre sur ses rives que quelques
moulins ; son lit, creusé dans le schiste, est recouvert
d'un peu de sable ; son régime est assez régulier pour que
les moulins qui en sont tributaires puissent toujours
tourner ; il est poissonneux et renferme, surtout, de la
truite.

« Les eaux de l'Hyères ont été soumises à l'analyse du
Laboratoire départemental de chimie et de bactériologie
de Saint-Brieuc qui a effectué ses prélèvements le 21 septembre 1922.

« Les résultats de l'analyse chimique attribuent à ces
eaux une composition minéralogique normale, mais ont
révélé l'existence de matières organiques en quantité notable, des traces sensibles d'ammoniaque et des traces

légères d'acide phosphorique. Nous nous trouvons donc
là en présence d'eaux non-seulement suspectes, mais encore contaminées. En effet, l'analyse bactériologique a
donné 4.020 bactéries anaérobies par centimètre cube ;
bien que ces eaux ne renferment ni bacille typhique, ni
coli-bacille, ni espèces pathogènes, et ne donnent asile
qu'à des espèces non dangereuses (B. subtilis. B. luteus.
C. aquatilis. B. fluorescens liquefaciens), le nombre très
élevé de germes la rend médiocre, et permet de prévoir
qu'elle pourrait, dans certaines circonstances, devenir
dangereuses pour la santé publique.

« Il ne saurait en être autrement d'eaux superficielles.
C'est pourquoi le projet présenté prévoit, non-seulement
la filtration, mais encore la stérilisation de ces eaux par
l'ozone.

« Le projet prévoit une fourniture journalière de 600
mètres cubes, soit 200 mètres cubes pour la Compagnie
des Chemins de fer et 100 litres par habitant, ce qui constitue une capitation très largement suffisante. Le service
hydraulique estime qu'une telle quantité d'eau peut, sans
inconvénients, être prélevée dans la rivière ; celle-ci, d'autre
part, nous l'avons dit, a un régime assez régulier, et, au
cours de l'année 1921, qui fut une année de sécheresse
exceptionnelle, les eaux de l'Hyères ne sont jamais des-
cendues au-dessous de 0 ^{m} 35 au-dessus de la prise d'eau
de la Société des Chemins de fer. Il n'y a donc pas à
craindre que le débit prévu ne soit pas atteint.

« La prise d'eau se fait au moyen d'une crépine plon-
gée dans la rivière au Petit Carhaix, à la fin d'une boucle
qui contourne la ville dont elle est séparée par des prairies
où l'on ne fait point d'épandage et qui constituent une
protection naturelle. Une pompe aspire l'eau à raison de

40 mètres cubes à l'heure et la refoule sur des préfiltres et des filtres, système à surface réduite où la filtration s'opère, après addition à l'eau de sulfate d'alumine qui agglutine les corpuscules solides, sur du silex concassé. L'eau une fois filtrée est stérilisée par l'ozone ; le procédé choisi est le système Van der Made qui est une application du procédé Marmier et Abraham qui a fait ses preuves à Lille pour la stérilisation des eaux d'Emmerin. L'eau, après filtration et stérilisation, est amenée dans un réservoir de 200 mètres cubes, situé à 20 mètres au-dessus du niveau du sol et à 3 m 37 au-dessus du point le plus élevé à desservir. Ce réservoir, en ciment armé et couvert, est naturellement muni de canalisation de refoulement, de canalisation de distribution, de trop-plein et de vidange.

« En ce qui concerne la distribution, celle-ci sera assurée par une canalisation en fonte aboutissant à 23 bornes-fontaines, avec 14 bouches à clef. Le réseau de distribution prévu est du type ramifié. Nous avons exposé au Conseil départemental d'Hygiène, en novembre dernier, à propos du système de distribution ramifié. Les mêmes observations auraient ici leur place ; mais il convient de remarquer qu'ici la filtration sera beaucoup mieux assurée qu'une borne-fontaine est placée à chaque extrémité des rameaux, qu'ainsi le nettoyage automatique sera assuré ; que, d'autre part, l'assiette de la ville de Carhaix est telle que l'installation d'un réseau maillé présenterait de telles difficultés et entraînerait une telle augmentation de dépenses que la municipalité serait obligée de renoncer à une amélioration qui n'est pas unique ; il existe, entre la borne terminale du cimetière et la borne terminale de l'abattoir qui sont situées l'une en face de l'autre à environ 150 mètres à vol d'oiseau, il existe un vallonnement qui obligerait, pour l'établissement d'une maille, entre ces deux points, à des travaux considérables et à des expropriations des plus coûteuses.

« Le projet présenté a été étudié et dressé par l'entreprise générale de travaux publics Le Moulec, de Caen, qui a fourni, à la municipalité de Carhaix, une étude très fouillée et très documentée et qui offre à la ville toutes les garanties désirables.

« En somme, le projet présenté n'est pas parfait, en ce sens qu'il prévoit l'utilisation d'eaux qui ne sont pas à l'abri de contaminations, mais cet inconvénient est largement corrigé par ce fait que la ville ne peut pas se soustraire à la nécessité de la stérilisation complète de ses eaux et qu'ainsi le projet offre beaucoup plus de sécurité et de garanties que si on avait pu prévoir la captation de sources. C'est pourquoi le projet actuel est de beaucoup préférable au projet de 1913 pour l'hygiène publique. De toutes façons, la ville de Carhaix étant à l'heure actuelle complètement dépourvue d'eau, ce projet est, non-seulement d'utilité, mais encore de nécessité absolue et nous sommes d'avis qu'il y a lieu de se montrer très favorable à son adoption. »

Dépôt de peaux fraîches. — Demande de M. Mériam, de Quimperlé. — M. le Préfet donne connaissance du résumé du rapport établi par la Commission sanitaire de Quimperlé au sujet de la demande d'ouverture d'un dépôt de peaux fraîches, industrie classée dans la seconde catégorie des établissements insalubres, formulée par M. Mériam, de Quimperlé.

Ce rapport conclut au rejet formel de la requête Mériam, en raison de l'insuffisance des locaux et de leur emplacement. Le dépôt pour lequel l'ouverture est sollicitée se trouve en effet en pleine agglomération.

M. Le Hen expose qu'à Quimperlé aucun industriel n'est régulièrement autorisé à emmagasiner des peaux fraîches et, qu'en conséquence, les bouchers sont tenus de conserver ces marchandises jusqu'à ce qu'ils en aient suffisamment pour en faire une expédition sur Lorient.

C'est dire qu'il existe à Quimperlé autant de foyers d'infection que de boucheries.

Il ne sera possible de supprimer ces dépôts clandestins que lorsque, sur la place de Quimperlé, un magasin destiné à recevoir des peaux fraîches sera installé.

M. Le Hen se montre, dans ces conditions, favorable à l'ouverture du dépôt, objet de la demande de M. Mériam. Le local choisi n'est peut-être pas parfait, mais comme le pétitionnaire est disposé à y apporter toutes améliorations utiles, il y aurait intérêt, au point de vue de l'hygiène, à l'accepter.

M. le Préfet fait remarquer que si on se montre tolérant en ce qui concerne l'ouverture du dépôt Mériam, il sera impossible d'exiger des concurrents de cet industriel la stricte application des prescriptions légales prévues en la matière.

Le mieux, à son avis, serait de renvoyer la demande Mériam à une prochaine réunion, afin de l'examiner en même temps que la requête, actuellement en instance, formulée par M. Crédey et que celle que va vraisemblablement introduire dans le même but M. Le Goff.

Il en est ainsi décidé.

Fabrique d'eaux gazeuses. — Demande de M. Guyader,

6

de Châteaulin. — M. Vincent donne lecture du rapport ci-après :

« L'examen du dossier accompagnant la demande de M. Louis Guyader, de Châteaulin, peut permettre d'accepter cette demande. Les locaux, d'après l'examen sur place, répondent aux obligations et l'eau, quoique contenant du coli-bacille en très grande quantité, peut être classée comme suffisante car les manipulations lumière et acide carbonique sous pression entraîneront soit la disparition du coli-bacille ou réduiront à néant sa contagiosité.

« Aucune autre eau à Châteaulin n'offrirait plus de garanties. »

Les conclusions de ce rapport sont adoptées, sous la réserve formulée par M. Crépin que l'intéressé se servira de l'eau de la future canalisation que la ville de Châteaulin étudie en ce moment.

Dépôt d'essences et de pétroles de 2ᵉ classe. — Demande de Mᵐᵉ veuve Nader, de Quimper. — M. Crépin donne lecture du rapport ci-après, dont les conclusions sont adoptées :

« M. le Préfet du Finistère nous a transmis, pour avis, à la date du 9 septembre 1922, le dossier relatif à la demande formulée par Mᵐᵉ veuve Nader, en vue d'être autorisé à établir dans sa propriété, sise 24, rue des Reguaires, à Quimper, un dépôt d'essence et de pétrole.

« Soumise à l'enquête règlementaire, cette demande a soulevé de nombreuses protestations motivées par les risques d'incendie que fait courir aux voisins l'existence d'un dépôt de cette nature.

« A la suite de cette enquête, la Commission sanitaire

a délégué deux de ses membres pour procéder à une enquête règlementaire.

« Accompagnés de M. l'Inspecteur du Travail, ils ont procédé à la visite des lieux, le vendredi 18 août 1922.

« A la suite de cette visite, ils ont émis un avis nettement défavorable à l'installation, en cet emplacement, du dépôt d'essence demandé.

« La Commission sanitaire, dans sa séance du 18 août 1922, a également estimé que le dépôt projeté ne devait pas être autorisé.

« Dans ces conditions, nous avons l'honneur de proposer au Conseil départemental d'Hygiène de ne pas agréer la demande d'entrepôt d'essence, présentée par Mme veuve Nader. »

Le procès-verbal établi par MM. Sengès et Crépin, délégués de la Commission sanitaire, était ainsi conçu :

« M. Sengès, Docteur, chef de service à l'Asile des aliénés,

« et M. Crépin, Ingénieur des Ponts et Chaussées, à Quimper,

« Membres de la Commission sanitaire et délégués par cette Commission pour l'examen de l'emplacement du dépôt d'essence et de pétrole demandé par Mme veuve Nader, se sont rendus sur les lieux accompagnés de M. l'Inspecteur du Travail, le vendredi 18 août, à 12 h. 15.

« A la suite de la visite faite, ils émettent un avis défavorable à l'installation, à cet emplacement, du dépôt d'essence demandé, avis motivé :

« par la proximité immédiate (quelques mètres), d'habitations et de hangars construits en matériaux combustibles ou en contenant ;

« par l'impossibilité de réaliser l'isolement nécessaire pour un dépôt de ce genre, non enterré, sans démolitions importantes, et sans interdire l'utilisation d'une partie de la cour voisine pour stockage d'épicerie et d'emballage et de produits divers ;

« par les difficultés que présente la lutte contre l'incendie, dans une cour encombrée où les liquides enflammés auraient tendance à s'écouler, en raison de la pente de la colline. »

Le Conseil d'Hygiène adopte les conclusions du rapport dont il a été donné lecture.

Il est entendu qu'en informant Mme Nader du rejet de sa demande, on lui fera connaître que si elle consentait à établir dans sa cour un dépôt souterrain, le Conseil d'Hygiène ne s'opposerait pas à ce que l'autorisation sollicitée lui fut accordée.

Garage d'automobiles. — Demande de MM. Lozach frères, de Quimper. — M. le Docteur Lagriffe lit le rapport suivant, dont les conclusions sont adoptées :

« MM. Lozach frères demandent l'autorisation d'ouvrir, à Quimper, à l'angle des rues Neuve et du Pont-Firmin, un garage d'automobiles avec atelier de réparations, pouvant contenir vingt-six voitures et ne devant pas renfermer plus de cent litres d'essence.

« L'enquête réglementaire, de *commodo* et *incommodo*, n'a donné lieu à aucune réclamation, ni pour, ni contre le projet.

« M. l'Inspecteur du Travail a déclaré, après examen et visite, que cet établissement ne lui paraît pas donner lieu à l'exigence d'autres conditions que celles exposées dans l'arrêté préfectoral sur les prescriptions générales imposées aux établissements dangereux, rangés dans la troisième classe. Toutefois, il a estimé qu'il y a lieu d'inviter les pétitionnaires à prendre leurs dispositions pour que le voisinage ne soit incommodé ni par le bruit, ni par les trépidations. La quantité d'essence à entreposer ne justifie pas, d'autre part, l'exigence absolue des conditions spéciales imposées aux dépôts de cette nature.

« M. l'Inspecteur du Travail a jugé suffisante l'installation nécessaire pour assurer au personnel les conditions d'hygiène imposées par le Code du Travail, installation presque achevée. Aux prescriptions générales concernant les garages d'automobiles et qui devront être notifiées aux pétitionnaires, il a estimé qu'il y a lieu d'ajouter les conditions suivantes :

« 1° Des dispositions seront prises pour que le voisinage ne soit incommodé ni par le bruit, ni par les trépidations ;

« 2° Les bidons d'essence seront placés au rez-de-chaussée et séparés des postes de travail occupés par les ouvriers.

« M. l'Ingénieur ordinaire des Ponts et Chaussées, rapporteur de cette demande devant le Conseil sanitaire de l'arrondissement de Quimper, a fait de l'établissement une description complète à laquelle il n'y a rien à ajouter. Il a émis un avis favorable à l'autorisation demandée, sous réserve :

« 1° d'installation d'extincteurs d'incendie à marche rapide dans le magasin de pièces de rechange où se trouve la réserve d'essence ;

« 2° d'interdiction de fumer dans l'atelier de pièces de rechange et dans les ateliers de peinture et de carrosserie ;

« 3° d'enlèvement fréquent des copeaux de l'atelier de carrosserie ;

« 4° de l'application des prescriptions de l'arrêté spécial.

« Enfin, dans sa séance du 18 août 1922, la Commission sanitaire de l'arrondissement de Quimper a adopté les conclusions des rapports de M. l'Inspecteur du Travail et de M. l'Ingénieur des Ponts et Chaussées, sous les deux réserves de l'un et les trois premières réserves de l'autre, l'application des prescriptions de l'arrêté spécial étant obligatoire et de droit.

« La visite que nous avons faite ne peut que confirmer les observations précédemment formulées. L'établissement, en service depuis plusieurs mois, n'est pas encore terminé. Il manque, pour que le projet soit complètement réalisé, la cloison qui doit isoler la forge, le plan incliné qui doit réunir les ateliers du rez-de-chaussée et ceux du premier étage, le revêtement en dur et en imperméable du sol de la partie centrale du garage ; mais, nous avons pu constater la présence d'amorces qui démontrent que le projet présenté n'est pas une simple promesse et que les pétitionnaires ont prévu la réalisation de tout ce qui doit rendre leur établissement irréprochable.

« Dans ces conditions, nous estimons qu'il y a lieu d'accorder l'autorisation demandée, sous les réserves faites par la Commission sanitaire, dispositions à prendre pour ne pas incommoder le voisinage, bidons d'essence au rez-de-chaussée et séparés des ateliers, installation d'extincteurs près de la réserve d'essence, interdiction de fumer affichée dans les ateliers de pièces de rechange, de peinture et de carrosserie, enlèvement fréquent des copeaux de bois.

« A ces réserves, nous pensons qu'il y a lieu d'ajouter :

« Etablissement en dur et en imperméable, dans le plus bref délai, de la partie du sol du garage actuellement en terre battue ».

Installation d'un dépôt de liquides inflammables de la 1ʳᵉ catégorie, à Morlaix. — Demande de la Compagnie Industrielle des Pétroles. — M. Crépin donne lecture du rapport ci-après :

« Comme suite à votre lettre en date du 22 courant, relative au dossier présenté par la Compagnie Industrielle des Pétroles, tendant à obtenir l'autorisation d'établir, rue de Callac, à Morlaix, un dépôt de liquides inflammables de 1ʳᵉ catégorie, j'ai l'honneur de vous faire connaître qu'après examen de ce dossier, je suis d'avis que le dépôt de pétrole sollicité peut être autorisé aux conditions indiquées dans le procès-verbal, en date du 11 juillet courant, de la Commission sanitaire de Morlaix ».

Les conditions visées dans ce rapport et formulées par la Commission sanitaire, sont les suivantes :

1° Le mur d'enceinte de l'enclos, en maçonnerie à mortier de chaux, devra avoir 2^m50 de hauteur et 0^m50 d'épaisseur au minimum, il devra être en parfait état, sans jour, ni excavations d'aucune sorte ;

2° Le sol du magasin devra être entièrement bétonné et cimenté, se trouver en contre-bas, de 0^m50 au moins, des terrains avoisinants et être entouré, pour former cuvette, d'une murette de 0^m50 de hauteur et de largeur en maçonnerie à mortier de ciment, et recouverte d'un enduit en ciment ;·

3° Toute communication avec la rivière qui longe le côté Est sera formellement interceptée, comme il existe déjà dans le hangar une fosse cimentée de 7 mètres de longueur sur 1 mètre de largeur et 1 mètre de profondeur, le sol en ciment dudit hangar devra avoir une pente convergente vers ladite fosse, qui pourra aussi recueillir les suintements qui pourraient se produire ;

4° Pour éviter, autant que possible, le danger d'incendie résultant du très proche voisinage d'une maison d'habitation, le côté Ouest du magasin devra être constitué par un mur en maçonnerie à mortier de chaux de 0^m 60 d'épaisseur au moins, ayant sur toute sa longueur une hauteur au moins égale à celle du faîtage de la toiture du dit magasin. Ce mur ne devra avoir aucune ouverture, la porte d'entrée, ainsi que les ouvertures d'aération, se trouveront dans la face Sud dudit magasin, comme il est indiqué au plan. Les récipients d'huile et d'essence devront se trouver dans le magasin, à une distance d'au moins 1^m 50 du mur Ouest ci-dessus mentionné ;

5° Les vitrages, qui se trouvent dans la toiture du hangar actuel, devront être peints pour tamiser un peu l'ardeur du soleil et des évents seront aménagés dans la toiture ;

6° Les fils électriques seront extérieurs et bien que garnis ne devront avoir aucun contact avec le bois ou autres matières inflammables. Les ampoules ne pourront être placées que dans l'épaisseur du mur et devront être isolées par un vitrage à l'intérieur du magasin. Le générateur d'électricité ne devra, en aucun cas, se trouver dans l'enceinte.

Tuerie privée d'animaux de boucherie. — *M. Maguet, de Daoulas.* — Lecture est donnée du rapport ci-après de

M. Cornic, Vétérinaire départemental, dont les conclusions sont adoptées :

« Conformément au désir que vous m'avez exprimé par votre lettre du 9 juin dernier, j'ai examiné le dossier Maguet établi en vue d'obtenir l'autorisation de construire une tuerie privée d'animaux de boucherie au bourg même de Daoulas.

« La demande de M. Maguet a fait l'objet d'une enquête de *commodo* et *incommodo*. Une seule protestation a été faite à la mairie, c'est celle de M. Gibou, maître d'hôtel, et dont la propriété est contiguë à celle de M. Maguet.

« La Commission sanitaire de Brest a délégué M. Esclauze, Vétérinaire à Brest, à l'effet de visiter les lieux et de fournir un rapport à ce sujet.

« Les conclusions du rapporteur ont été adoptées par la Commission sanitaire. Ces conclusions sont *favorables* à la demande de M. Maguet, mais sous *certaines réserves*, savoir :

« 1° construction d'une fosse septique ;

« 2° d'un coche, c'est-à-dire d'un échaudoir couvert ;

« 3° d'une fosse à fumier ;

« 4° faire les travaux d'aménagement nécessaires pour améliorer l'état du sol.

« A mon avis, ces réserves ne sont pas suffisantes ni assez explicites.

« *Nota.* — 1° Dans le rapport de M. Esclauze, il est dit que M. Maguet pourrait établir un rideau d'arbres pour soustraire la tuerie à la vue du public. Non seulement un rideau d'arbres n'est pas suffisant pour empêcher la vue des opérations dans un abattoir, mais on ne peut constituer une allée du jour au lendemain, il faut plusieurs années de végétation pour obtenir un résultat. Or, en l'espèce, il faut une clôture ayant au moins 3 mètres de hauteur et faite soit en pierres soit en planches ;

« 2° La salle d'abatage sera dallée ou cimentée pour que le sol soit étanche et la pente devra être suffisante pour permettre l'écoulement des eaux de lavage. Les eaux ne pourront s'écouler sur la voie publique, ni dans les cours d'eau servant à l'alimentation.

« Les murs de l'échaudoir seront cimentés et passés au lait de chaux une fois par an ;

« 3° La salle sera bien éclairée et aérée par des lanternons à lames de persiennes débordant la toiture et toujours maintenues libres ; les ouvertures seront munies d'un *grillage* serré n° 6, pour empêcher l'invasion des insectes ;

« 4° La salle, les agrès et les ustensiles seront tenus dans un grand état de propreté, les résidus et les débris ne devront pas séjourner dans l'échaudoir ;

« 5° Il devra y avoir de l'eau en abondance pour pouvoir faire de fréquents lavages du sol et des murs ;

« 6° Toutes les dispositions seront prises pour empêcher les animaux de s'échapper ;

« L'ouverture de la tuerie Maguet ne pourra avoir lieu qu'après la visite préalable de l'établissement par le Vétérinaire départemental. »

Tuerie privée d'animaux domestiques. — *Demande de* M. Queffurus, *de Plabennec.* — Lecture est donnée du rapport ci-après, établi par M. Cornic, Vétérinaire départemental :

« Par votre lettre du 9 juin 1922, vous avez bien voulu me charger d'examiner le dossier de M. Queffurus, de Plabennec, constitué en vue d'obtenir l'autorisation d'établir une tuerie. Ce dossier a fait l'objet d'une enquête de *commodo* et *incommodo*.

« La Commission sanitaire de Brest, après avoir pris connaissance du rapport de M. Morvan, Commissaire-enquêteur, a émis un avis favorable pour une autorisation provisoire à accorder à M. Queffurus sous les réserves que la viande livrée à la consommation serait inspectée par un vétérinaire.

« Il serait contraire aux règlements concernant l'hygiène d'accorder à M. Queffurus l'autorisation — *même provisoire* — de tuer des animaux dans sa ferme sans lui imposer les *conditions ordinaires*, savoir :

« Construction d'une salle d'abatage *dallée* ou *cimentée*, avec pente suffisante pour l'écoulement des eaux dans un champ ou dans une fosse. Les murs devront être *cimentés*;

« La salle sera bien éclairée et aérée par des lanternons à lames de persiennes débordant la toiture et maintenues libres ;

« A proximité de la fosse à fumier, il devra être établi une fosse à purin pour recueillir les matières extraites des estomacs et des intestins, les eaux sanguinolentes et de lavage. Ces fosses seront vidées dans les 24 heures de l'abatage. Il devra y avoir de l'eau en abondance pour faire de fréquents lavages du sol et des murs ;

« Si M. Queffurus s'engage à construire un *échaudoir* établi d'après les conditions réglementaires, l'autorisation peut lui être accordée ».

Les conclusions de ce rapport sont adoptées.

En conséquence, M. Queffurus ne pourra sacrifier des animaux dans sa ferme tant qu'il n'aura pas installé une tuerie répondant aux conditions d'hygiène exigées pour ce genre d'établissement.

PLOUNÉOUR-MÉNEZ. — *Translation du cimetière.* — M. Vincent lit le rapport ci-après, dont les conclusions sont adoptées :

« Le dossier relatif à la translation du cimetière de Plounéour-Ménez, situé actuellement près de l'église, au centre du village, est au complet.

« La Commission sanitaire de Morlaix a donné un avis favorable, après avoir entendu son Commissaire-enquêteur ; l'enquête de *commodo* et *incommodo* n'a montré aucun opposant ; le Conseil municipal est entièrement acquis à ce projet et la dépense prévue est normale pour la surface envisagée.

« La commune peut s'en acquitter facilement.

« Du point de vue de l'hygiène, le terrain répond entièrement aux conditions requises : il est situé à plus de 35 mètres de toute habitation ; les puits sont à plus de 100 mètres et, en outre, par rapport au premier puits, ce terrain est sur une pente opposée de 6 % environ. On ne pourra donc craindre aucune pollution du fait des eaux du cimetière.

« Le terrain au-dessous de la couche arable est constitué de granit friable ayant au moins 2 mètres d'épaisseur, permettant un bon assainissement.

« La surface, 45 ares, semble suffisante pour une période annuelle de 38 décès (période de 5 ans) qui, d'ailleurs, tend à s'abaisser.

« Pour toutes ces raisons et celle non à négliger de sa position future par rapport au village, je pense, Monsieur le Préfet, qu'il y a lieu d'accorder l'autorisation sollici- tée. »

POULLAN. — *Translation du cimetière.* — M. le Doc- teur Colin donne lecture du rapport suivant :

« La commune de Poullan demande la translation de son cimetière actuel, situé autour de l'église et au milieu de l'agglomération, devenu de plus en plus insuffisant.

« Elle propose un emplacement de 37 ares 45 centiares en bordure du chemin vicinal ordinaire n° 9 au Sud du bourg ; le sol, de 2 mètres de profondeur, en est sablon- neux et ne présente pas de déclivité ; il est éloigné de plus de 100 mètres de l'école communale-mairie.

« Malheureusement, il y a dans le rayon de 100 mètres, ainsi que nous le montre le plan qui nous est soumis, un certain nombre d'habitations et deux puits.

« Il semble qu'en dehors de ce plateau sablonneux, il n'y ait que des terrains marécageux dont l'aménagement et l'assainissement seraient fort onéreux.

« Sans même retenir la situation du cimetière au Sud du bourg, sur le trajet des vents régnants, à laquelle pour- rait remédier un fort rideau d'arbres, je n'ose, malgré les avis, tous favorables, figurant au procès-verbal d'enquête, prendre sur moi de donner mon approbation ferme et je vous demande de vouloir bien en référer au Conseil dé- partemental d'Hygiène à sa prochaine séance. »

Le Conseil départemental d'Hygiène considérant que l'emplacement proposé est trop rapproché des maisons du bourg et de l'école ;

Considérant qu'à moins de 100 mètres du cimetière projeté on rencontre des puits ;

Estime qu'il y a lieu d'inviter la municipalité de Poullan à rechercher un emplacement plus éloigné du bourg et répondant mieux aux conditions exigées par les règlements.

Police de la pêche fluviale. — Réglementation en 1923. — Projet d'arrêté. — Le Conseil appuie d'un avis favorable le projet d'arrêté préfectoral concernant la réglementation de la pêche en 1923.

La séance est levée à 12 h. 15.

Le Conseil départemental d'Hygiène s'est réuni le lundi 4 décembre 1922, à 10 h. 1/2 du matin, sous la présidence de M. J. Desmars, Préfet du Finistère.

Étaient présents : MM. les Docteurs Colin, Lagriffe, Olgiati, Chauvel, Marcandier et Deyrolle ; Vincent, Cornic, Vally, Lemonnier, Le Hen, Le Guillou et Le Bris.

Absents et excusés : MM. les Docteurs Le Gorgeu et Guillemot, ainsi que MM. Lefort, Ingénieur en chef, et Masbou, Inspecteur d'Académie.

QUIMPERLÉ. — *Dépôt de cuirs verts.* — *Demande de M. Mériam.* — M. le Préfet soumet à l'Assemblée la demande présentée par M. Mériam, en vue d'être autorisé à ouvrir, à Quimperlé, un dépôt de peaux fraîches. Il fait remarquer que, lors de la dernière séance, à l'occasion de l'examen de cette même affaire, il avait déclaré qu'il rechercherait les moyens à employer en vue de faciliter l'exploitation régulière, à Quimperlé, du commerce des cuirs, afin de pouvoir prescrire la fermeture des nombreux dépôts clandestins de peaux fraîches existant chez les bouchers.

Sur la demande de M. le Préfet, il est décidé que cette déclaration sera ajoutée au procès-verbal de la dernière réunion, qui n'en fait pas mention.

M. le Préfet déclare qu'en vue d'examiner à fond la situation, il s'est mis en rapport avec M. Bodolec, Président du Syndicat des cuirs de la région, et les négociants intéressés de Quimperlé.

A la suite de l'entrevue qu'il eut avec ces Messieurs et après un examen approfondi du dossier, il estima que la solution la meilleure et surtout la plus rapidement réalisable résidait dans la permission à accorder aux négociants en cuirs d'installer leurs dépôts à l'abattoir, dans des locaux indépendants des échaudoirs.

M. le Maire de Quimperlé, consulté à ce sujet, n'ayant pas cru devoir accepter les propositions qui lui ont été transmises dans ce sens par M. le Préfet, la question demeure entière et M. le Préfet insiste pour que le dossier Mériam soit aujourd'hui examiné.

Il cède alors la parole à M. Le Hen, Inspecteur des établissements classés.

M. Le Hen renouvelle l'exposé qu'il a fait à la séance du 16 octobre. Ayant visité le local dans lequel M. Mériam se propose de saler des peaux, il donne des explications précises et détaillées sur les conditions de l'installation.

Il conclut en déclarant que tous les aménagements qui avaient été prescrits à cet industriel de faire ayant été exécutés, rien ne s'oppose à ce que sa demande soit favorablement accueillie.

M. Le Hen exprime, toutefois, l'avis qu'en dehors des prescriptions légales à imposer à M. Mériam, défense expresse devra lui être faite de déposer des cuirs sur la rue, près de son dépôt.

Répondant à une observation de M. Le Guillou, M. Le Hen fait savoir que l'établissement Mériam est situé à quelques pas de l'abattoir; ce à quoi M. Lagriffe ajoute que cette particularité milite en faveur de son acceptation.

Les conclusions du rapport verbal de M. Le Hen mis aux voix sont adoptées à l'unanimité.

En conséquence, le Conseil départemental d'Hygiène émet un avis favorable à la demande d'ouverture d'un dépôt de peaux fraiches, à Quimperlé, formulée par M. Mériam.

CARANTEC. — *Station de tourisme.* — M. le Préfet expose qu'il a prié M le Docteur Lagriffe de vouloir bien remplir un questionnaire, demandé par M. le Ministre, afin de compléter le dossier présenté par la commune de Carantec, en vue d'obtenir son classement comme station de tourisme.

M. le Docteur Lagriffe fait savoir qu'il a répondu à plusieurs des questions figurant sur le formulaire communiqué, mais qu'il est dans la nécessité de prier le Maire de Carantec de lui fournir certains renseignements afin de compléter son travail.

M. le Docteur Lagriffe soumettra, en conséquence, cette affaire à l'examen du Conseil d'Hygiène, lors de sa prochaine réunion.

PENHARS. — *Fabrique d'articles de ménage en tôle galvanisée. — Demande de MM. Pénot, Gourmelen et Pérennou.* — M. Vincent donne lecture du rapport suivant, dont les conclusions sont adoptées :

« Après l'examen du dossier constitué à la suite de la demande faite par MM. Pénot, Gourmelen et Pérennou, je me suis rendu inopinément à leur usine que j'ai trouvée en pleine marche.

« L'atelier de fabrication composé de machines à découper, à emboutir et à sertir est large et régulièrement éclairé tant par les côtés que par la toiture. Des impostes vitrés à rabattement permettent de ventiler, s'il est nécessaire, l'atelier dans sa partie supérieure, ce qui est rationnel.

« L'atelier est suivi d'un magasin où, actuellement, sont remisées les pièces finies et sur lequel il n'y a lieu à aucune observation.

« La galvanisation, dont le but est de recouvrir les tôles en fer des objets construits à l'atelier, doit appeler notre attention.

« Les objets à galvaniser sont trempés successivement dans deux bains étendus d'acide chlorhydrique qui les décape. Il en résulte une faible odeur, mais il n'apparaît aucun dégagement gazeux qui, en l'espèce, ne pourrait être que de l'hydrogène gaz non nuisible.

« Les manipulations de sortie et d'entrée des objets dans les bains sont sans danger pour les ouvriers.

« Un troisième bain préparatoire à la galvanisation proprement dite ne dégage non plus aucun gaz ou odeur.

« La galvanisation qui consiste au trempage des pièces préparées dans un bain de zinc en fusion laisse dégager des vapeurs de zinc et de chlorure qui, actuellement, se déversent quelque peu dans l'atelier. J'ai appelé l'attention des industriels sur ce fait et ils se sont engagés de continuer au dehors la cheminée de la hotte enfermant le bain de zinc fondu.

« La salle de galvanisation est large, haute de 7 mètres environ, avec sur la toiture une double rangée de lanterneaux se correspondant et permettant l'évacuation continue des quelques odeurs et gaz résultant des bains.

« A ce jour, l'usine ne possède pas de lavabo ; un urinoir simple figure les cabinets.

« Les industriels se sont engagés à faire sans retard

des cabinets à fosse septique, près desquels seront placés un lavabo et un vestiaire. Les eaux de la fosse septique seront évacuées dans un ruisseau où coule toujours un peu d'eau, même dans les périodes de sécheresse, ruisseau dont l'eau n'est pas utilisée et qui n'est pas poissonneux. Un petit barrage sera établi afin que les eaux de la fosse septique puissent se mélanger à celle du ruisseau, dès leur sortie.

« L'emplacement prévu correspond aux besoins de l'usine, à la surveillance et à l'hygiène et il n'y a pas lieu de retenir la suggestion de la Commission sanitaire.

« Tenant compte des observations faites par M. Le Hen, Inspecteur départemental du Travail, et des travaux à finir, promis par les intéressés, je vous propose, Monsieur le Préfet, d'accorder la demande formulée. »

SAINT-MARC. — *Ouverture d'une usine de fabrication de blanchiment.* — *Demande de M. Mizrahi.* — M. Vincent donne lecture du rapport suivant, dont les conclusions sont adoptées :

« Le dossier relatif à la demande de M. Mizrahi contient, à côté des rapports favorables de M. Auguet, rapporteur à la Commission sanitaire de Brest, et de M. Ropert, commissaire-enquêteur, des protestations d'une part du Conseil municipal de Brest ayant en vue la sauvegarde de son établissement de Poul-ar-Bachet et, d'autre part, d'habitants plus ou moins éloignés qui redoutent soit les vapeurs chlorées, soit les eaux résiduaires qui s'échappent de l'usine projetée.

« M. l'Inspecteur du Travail, dans son rapport, ne fait pas opposition au principe de l'usine, mais il demande des garanties que M. Mizrahi n'a pas indiquées concernant l'hygiène du personnel et que celui-ci s'engage d'ailleurs à donner.

« Comme l'ont dit les rapporteurs en s'appuyant sur des faits précis, l'usine proposée ne peut donner naissance à des gaz chlorés, attendu qu'à aucun moment ces gaz ne sont mis en liberté. La faible odeur de chlore que dégage le chlorure de chaux ne peut que gêner le personnel dans une mesure très tolérable, puisque ce chlorure est employé dans d'autres industries : papeteries, etc..., et n'a jamais été proscrit. Quant aux eaux résiduaires, elles ne tiendront que des traces de chlore plutôt bienfaisant aux lavoirs malpropres de cette région.

« Le carbonate de chaux, sous-produit, aura par la suite un emploi tout indiqué en culture.

« Les protestations vagues annexées au dossier ne reposent sur rien de réel et ne peuvent être retenues.

« Les fabrications de savons, de cire, de parfums, etc..., qui seront annexées, ne peuvent gêner.

« L'examen des plans montre que l'espace ne manquera pas pour l'exécution des travaux, que de nombreuses fenêtres assureront un éclairage suffisant et que la hauteur de 4 mètres environ, pour chaque étage, donne un cube d'air dans lequel les traces de chlore seront de peu d'action sur le personnel.

« Afin d'obtenir encore un degré plus grand de pureté de l'air de l'usine, il serait à désirer que dans la toiture et au-dessus des cuves projetées, il soit établi un ou deux lanterneaux placés selon les exigences de la construction et la direction des vents dominants.

« Avec cette réserve, et celles contenues dans le rapport

de M. l'Inspecteur du Travail, je vous propose, M. le Préfet, d'agréer la demande de M. Mizrahi ».

LAMBÉZELLEC. — *Dépôt de liquides inflammables.* — *Demande de la Société Générale des Huiles de Pétrole, 21,* *rue de la Bienfaisance, Paris.* — Les conclusions ci-après du rapport de M. l'Ingénieur en chef, dont il est donné lecture, sont adoptées :

« La demande d'autorisation présentée par la Société Générale des Huiles de Pétrole, dont le siège est à Paris, a été soumise aux formalités imposées par la loi sus-visée. Les résultats de l'enquête n'ont donné lieu à aucune observation, ni réclamation.

« M. le commissaire-enquêteur, ainsi que M. le délégué de la Commission sanitaire de Brest, ont émis des avis favorables, les dispositions prises par la Société étant en conformité avec les obligations prescrites.

« Au point de vue des intérêts qui nous sont confiés, nous ne voyons aucune objection à l'établissement projeté. Nous sommes, en conséquence, d'avis qu'il y a lieu d'accueillir favorablement la demande qui fait l'objet du présent dossier ».

LANDIVISIAU.— *Puits d'absorption établi dans la pro-* *priété de M. Demont.* — *Réclamation de M*me *Barbier.* — Mme veuve Barbier, Joseph, et M. Bellec, Vétérinaire à Landivisiau, ont adressé à M. le Préfet une réclamation visant la construction, au bourg de Landivisiau, par M. Demont, d'un puits d'absorption destiné à recevoir les eaux usées, ainsi que les matières fécales de la propriété.

D'après les protestataires, cette installation offre de graves inconvénients au point de vue de l'hygiène, en raison de la grande perméabilité du sol et de la contamination probable des puits environnants.

M. Barc, Ingénieur des Ponts et Chaussées, à Morlaix. membre de la Commission sanitaire, s'est rendu sur place pour examiner les dangers que peuvent présenter, pour les sources voisines, l'installation de ce puits perdu.

Les conclusions de ce rapport sont les suivantes :

« Pour terminer, nous dirons que M. Demont nous a déclaré être prêt à faire maçonner et cimenter son puisard d'absorption si M. Bellec (dont le terrain touche le sien) est amené à construire un puits d'eau potable dans sa propriété, à condition que ce puits soit à la distance de 10 mètres de la limite commune. M. Demont nous a déclaré être prêt à prendre cet engagement par écrit. Cette remarque a son importance, parce qu'il faut considérer que la pente naturelle du terrain va du Nord au Sud, avec une déclivité simultanée de l'Est à l'Ouest.

« En résumé, nous estimons, en toute justice, que tout changement dans le puits d'asorption actuellement établi par M. Demont, devra entraîner la même modification dans les fosses d'eaux usées existantes, situées à Landivisiau, dans les mêmes conditions topographiques. Si cette mesure paraît un peu draconienne, le palliatif acceptable nous paraît être dans la prescription du nettoyage et du curage fréquents des fosses de l'agglomération, pour éviter, d'abord la fermentation prolongée, ensuite l'entraînement dans un trop grand rayon du sous-sol avoisinant.

« En outre, il serait opportun de demander à M. Demont de prendre l'engagement écrit indiqué ci-dessus.

« Enfin, cet incident comporte, selon nous, un enseignement, puisque les signataires de la pétition du 18 juillci disent que ce quartier Est de Landivisiau va se couvrir rapidement d'habitations ; c'est le suivant :

« Pour toute construction nouvelle, M. le Maire a plein pouvoir pour prescrire, soit des fosses septiques, dont il existe, croyons-nous, des systèmes pratiques et peu coûteux, soit des fosses ordinaires étanches avec obligation d'opérations de curages à époques périodiques, variables suivant la capacité de l'ouvrage.

« Nous croyons au surplus, en terminant, signaler qu'il est probable que, dans un délai assez rapproché, la commune de Landivisiau va pouvoir être dotée d'un réseau de distribution d'eau potable, ce qui atténuera les conséquences des installations défectueuses de toutes les fosses d'aisances de la localité. Nous nous occupons activement de la mise au point de ce projet qui, sauf imprévu, pourra être présenté à la fin de la présente année ».

Il résulte de ces conclusions que M. Demont est disposé à cimenter son puisard d'asorption sous certaines conditions.

Le Conseil émet l'avis qu'un de ses membres pourrait être chargé d'examiner sur place cette affaire.

Elle propose de désigner à cet effet M. Vally qui, en sa qualité d'Architecte départemental, est intéressé à suivre de près la question, la caserne de gendarmerie étant très proche du puisard incriminé.

GUILVINEC. — *Fabrication d'eaux gazeuses. — Demande de M. Nédélec-Garo.* — Les conclusions ci-après du rapport de M. Vincent sont adoptées :

« La nouvelle demande faite par M. Nédélec-Garo, limonadier au Guilvinec, peut être accueillie favorablement ;

les eaux qu'il vous présente sont bonnes, ainsi que j'ai pu le constater par prélèvements faits par moi-même. Les appareils sont perfectionnés et les locaux de fabrication sont cimentés et bien tenus comme l'atteste le maire de la commune.

« Les conditions requises étant remplies, je vous propose, Monsieur le Préfet, d'agréer la demande de M. Nédélec. »

BÉNODET. — *Tuerie d'animaux de boucherie.* — *Demande de M. Jourdren.* — Adoptant les conclusions du rapport ci-après de M. Cornic, avis favorable est donné à la demande de M. Jourdren :

« Conformément au désir que vous m'avez exprimé par votre lettre du 8 septembre, j'ai examiné le dossier constitué par M. Jourdren en vue d'obtenir l'autorisation d'établir une tuerie privée d'animaux de boucherie à Bénodet.

« Ce dossier est complet et ne contient aucune protestation sérieuse des voisins. Cependant, M. le Commissaire a fait remarquer que les eaux résiduaires étaient déversées dans la mer et sur les terres avoisinantes.

« La Commission sanitaire a émis, lors de sa réunion du 18 août 1922, un avis favorable à l'autorisation demandée par M. Jourdren, sous la réserve que les déchets putrescibles soient enfouis et recouverts d'une couche de chaux vive en vue d'assurer leur rapide destruction.

« J'ai visité la tuerie de M. Jourdren. Cette tuerie peut être autorisée si M. Jourdren construit une fosse cimentée pour recevoir les détritus, et à condition de vider cette fosse au moins tous les deux jours. »

BÉNODET. — *Tuerie d'animaux de boucherie.* — *De-*

mande de M. Guyader. — Le rapport ci-après de M. Cornic étant nettement défavorable à l'octroi de l'autorisation sollicitée, le Conseil départemental d'Hygiène demande que la tuerie tenue à Bénodet par M. Guyader soit l'objet d'un arrêté de fermeture :

« Conformément au désir que vous m'avez exprimé par votre lettre du 9 septembre 1922, j'ai examiné le dossier produit par M. Guyader, à l'effet d'obtenir l'autorisation d'établir une tuerie privée d'animaux de boucherie à Bénodet.

« Ce dossier contient toutes les pièces exigées à cet effet, notamment le plan des lieux et l'avis de la Commission sanitaire de l'arrondissement basé sur le rapport de M. Le Hen, Inspecteur du Travail. La Commission sanitaire a émis un avis favorable, sous réserve que M. Guyader se conforme à toutes les prescriptions édictées dans le rapport de M. Le Hen et que celui-ci a signifiées à l'intéressé. Le 28 septembre, j'ai visité la tuerie de M. Guyader.

« A cette date du 28 septembre, j'ai trouvé *l'établissement Guyader* dans un *état infect.* Aucune des améliorations préconisées n'avait été faite. M. Guyader m'a laissé entendre que *les conditions* imposées *étaient irréalisables.* En effet, la surface de l'établissement est trop restreinte pour qu'on puisse y faire le nécessaire au point de vue de l'hygiène.

« Il faut remarquer, en outre, que cette tuerie est en pleine agglomération et qu'elle est située près de l'église et de la place publique de Bénodet.

« En raison de cette situation et en raison de l'impossibilité de faire les transformations nécessaires au point de vue de l'hygiène, j'ai l'honneur, Monsieur le Préfet, d'émettre un avis très défavorable au sujet de l'autorisation à accorder à M. Guyader. »

LANRIEC. — *Demande d'oaverture d'une tuerie privée. — M. Landrein, pétitionnaire.* — Lecture est donnée du rapport ci-après de M. Cornic :

« Conformément au désir que vous m'avez exprimé par votre lettre en date du 11 septembre dernier, j'ai examiné le dossier constitué par M. Landrein, du Passage de Lanriec, en vue d'obtenir l'autorisation d'exploiter une tuerie privée d'animaux de boucherie.

« Le dossier de M. Landrein est complet et contient : 1° le plan des lieux établi réglementairement ; 2" le procès-verbal de l'enquête faite par l'administration ; 3° diverses lettres de protestation contre l'établissement de la tuerie Landrein ; 4° un avis de la Commission sanitaire de l'arrondissement de Quimper. Cet avis a été émis avec toutes les réserves annotées dans le rapport de M. Le Hen, Inspecteur du Travail. Il est inutile que j'énumère ici les réserves en question. MM. les Membres du Conseil départemental d'Hygiène peuvent en prendre connaissance dans le rapport ci-annexé.

« Je tiens à vous faire remarquer que les améliorations préconisées dans le rapport de M. Le Hen ci-joint et qui ont été notifiées à l'intéressé n'ont pas été apportées par celui-ci à son établissement. En effet, j'ai visité la tuerie de M. Landrein. Le 22 novembre 1922, je me suis rendu au Passage de Lanriec où j'ai prié Mme Landrein de me montrer sa tuerie.

« Les murs de l'échaudoir ont été recouverts d'un enduit de ciment, suivant les instructions de la *Commission sanitaire.* Les indications de l'article 3 du rapport de M. Le Hen n'ont pas été observées. La fosse contient beaucoup de *résidus putrescibles* qui y séjournent plusieurs jours. J'y ai remarqué notamment les viscères des animaux abattus ainsi que les eaux sanguinolentes (cette fosse est mal recouverte au moyen de quelques planches disjointes). Les peaux séjournent dans une fosse de la tuerie pendant deux mois quelquefois.

« Le tonneau destiné à transporter les différentes matières organiques est un simple fût en bois qui laisse suinter les liquides, j'ai constaté que ce tonneau était en mauvais état et d'une malpropreté repoussante.

« J'ai questionné la famille Fournier, dont la maison d'habitation est adossée à la tuerie. Cette famille se plaint surtout des mouches qui viennent de l'établissement Landrein.

« La tuerie Landrein se trouve être en pleine agglométion et les protestations des voisins sont fondées.

« Malgré ses engagements, M. Landrein ne tiendra pas sa tuerie dans un état suffisant de propreté. Ma visite inopinée m'a permis de me rendre compte de ce qui se passe. »

Adoptant les conclusions du rapport, le Conseil d'Hygiène émet un avis défavorable à la demande formulée par M. Landrein et exprime le vœu que cet établissement soit fermé.

CARHAIX.— *Projet d'installation d'un abattoir au Nivernic.* — *Demande de M. Géoffroy.* — Après lecture du rapport de M. Cornic, le Conseil départemental émet un avis favorable sur la suite à donner à la demande de M. Géoffroy.

SAINT-PIERRE-QUILBIGNON. — *Tuerie privée d'animaux de boucherie.* — *Demande de M. Tifiou.* — Adoptant les conclusions du rapport de M. Cornic, dont il est donné lecture, le Conseil d'Hygiène donne un avis favoroble à la demande formulée par M. Tifiou.

SAINT-PIERRE-QUIL.BIGNON. — *Tuerie privée d'animaux de boucherie.* — *Demande de M. Goarant.* — Adoptant les conclusions du rapport de M. Cornic, dont il est donné lecture, le Conseil départemental donne un avis favorable à la demande formulée par M. Goarant.

Toutefois, à la demande de M. Le Guillou, il est entendu que l'autorisation à accorder sera subordonnée à l'éloignement du tas de fumier situé près de la tuerie.

BRIEC. — *Translation du cimetière.* — M. le Docteur Colin donne lecture du rapport ci-après :

« Trop de nos cimetières sont encore situés au milieu des agglomérations ; il en est ainsi dans l'important bourg de Briec, où le Conseil municipal s'est ému et s'est préoccupé de trouver pour ses morts un emplacement moins dangereux pour les vivants. Nous devons faciliter de tous nos moyens cet effort d'hygiène.

« D'après les rapports de MM. Cornic et Maynard, nous n'avons à retenir que deux propositions pour l'établissement du futur cimetière.

« J'ai été, il y a plusieurs mois déjà, consulté à titre officieux par M. le Maire de Briec à ce sujet et je me suis rendu sur les lieux.

« Si mes souvenirs sont exacts, la parcelle envisagée sur le chemin de grande communication n° 71 de Quimper à Merlaix (et non indiquée au plan du dossier), n'est pas tout à fait en bordure de ce chemin et il serait nécessaire d'établir une voie d'accès ; la distance de 300 mètres du bourg est certes rassurante, mais un peu excessive ; quant à la nature du sous-sol, il ne semble pas que des sondages aient été faits, mais la surface m'a paru tant soit peu humide.

« Le second emplacement, sur le chemin vicinal ordinaire n° 5 de Briec à Landrévarzec, est fort séduisant et m'avait conquis tout d'abord, mais ma sympathie s'est un peu refroidie à l'examen du plan qui m'est soumis ; alors qu'on m'affirmait une distance de 100 mètres entre cet emplacement et les plus proches habitations du bourg (je ne parle pas des hangars et de magasins plus rapprochés, mais non habités), je trouve sur ce plan deux puits qui se trouvent à 70 mètres seulement ! Il est vrai que le terrain va en pente douce vers le Sud-Ouest, alors que les puits sont à l'Est et que l'écoulement des liquides du cimetière ne se porte pas, par conséquent, dans cette direction. Des sondages opérés, il résulte que le sous-sol remplit les conditions voulues pour l'établissement d'un cimetière. Un lavoir, situé à 60 mètres à l'Ouest ne saurait, pour la même cause, être contaminé.

« Ces conditions peuvent-elles nous autoriser à choisir cette parcelle n° 118 ou devons-nous nous en tenir à la lettre de la loi ? C'est ce que je laisse au Conseil départemental d'Hygiène le soin de décider. »

Après échange d'observations, le Conseil exprime l'avis qu'il y a lieu de reporter vers l'Ouest l'emplacement proposé, de manière que les puits les plus voisins soient à au moins 100 mètres de l'enceinte du cimetière.

AUDIERNE. — *Projet de construction de nouvelles*

classes à l'école de garçons. — M. Olgiati donne lecture du rapport ci-après, dont les conclusions sont adoptées :

« J'ai l'honneur de vous retourner le projet d'agrandissement de l'école communale d'Audierne, qui prévoit la construction de trois nouvelles classes.

« Deux de ces classes, construites l'une au-dessus de l'autre, auront 268 mètres cubes ; la troisième aura 202 mètres cubes environ ; ce qui assure un cubage d'air de 40 mètres cubes par élève, en supposant un maximum de 50 élèves par classe.

« Les locaux, largement éclairés, seront d'un nettoyage facile.

« L'eau potable provient de l'adduction des eaux de la ville ; l'école sera pourvue de lavabos, de préaux et de cabinets à fosse septique.

« Dans ces conditions, rien ne s'oppose à ce que le Conseil d'Hygiène approuve ce projet d'agrandissement »

LANNÉANOU.— *Translation du cimetière.* – M. Colin donne lecture du rapport suivant, dont les conclusions sont adoptées :

« En raison de l'exiguïté et de la situation défectueuse, au point de vue de l'hygiène, du cimetière de Lannéanou qui est placé au milieu de l'agglomération, le Conseil municipal de cette commune nous en demande le transfert sur un nouvel emplacement, situé à plus de 100 mètres des puits et des plus proches habitations du bourg.

« Des sondages ont été faits, qui ont montré la bonne adaptation du sous-sol à l'usage envisagé.

« La pente d'écoulement des eaux se dirige vers l'Est, alors que le bourg est au Sud-Ouest.

« L'enquête de *commodo* et *incommodo* n'a donné lieu à aucune contestation.

« Le plan établi montre que l'emplacement du cime=
tière projeté est, en effet, à 132 mètres des dernières maisons habitées et à une distance encore supérieure du puits
le plus proche. -

« Dans ces conditions, j'estime que l'autorisation qu'on nous demande peut être accordée pour le terrain dénommé Ty-Névez, inscrit au plan cadastral de la commune sous le n° 4, de la section D, dite « Villeneuve ».

GUIMAEC. — *Translation du cimetière* — Adoptant les conclusions du rapport de M. le Docteur Olgiati, le Conseil départemental donne un avis favorable à la demande de translation du cimetière, formulée par le Con-
seil municipal de Guimaëc.

TRÉGUNC. — *Construction d'un groupe scolaire à Saint=Philibert.* — M. le Docteur Olgiati donne lecture du rapport ci=après :

« Le projet d'agrandissement du groupe scolaire de Saint-Philibert, en Trégunc, comprend la construction de deux classes.

« Les classes, d'une superficie de 55^{mq}80 assurent à chaque élève 1^{m}42 si leur nombre est de 40, et 1^{m}13 si leur nombre atteint le maximum autorisé par classe de 50 élèves.

« Leur hauteur sous plafond est de 4 mètres, chiffre réglementaire.

« L'éclairage bilatéral prévu est très favorable.

« Le plan du logement réservé aux instituteurs, composé de deux pièces à feu, d'une cuisine et d'un cabinet, sans communication directe avec les classes, paraît judicieusement établi.

« Il est regrettable qu'on n'ait pas prévu la construction d'un vestiaire, ni surtout de lavabos qu'on aurait pu imaginer aussi simples et peu coûteux que possible.

« Le projet ne fait d'ailleurs pas mention de l'existence d'une fontaine d'eau potable dans la cour de l'école.

« Malgré cette lacune, le projet peut être approuvé dans son ensemble. »

Le Conseil exprime l'avis qu'il convient d'inviter la municipalité de Trégunc à prévoir au devis l'installation de lavabos.

Sous réserve de cette observation, elle approuve l'ensemble du projet.

Fabrique d'eaux gazeuses. — Demande d'ouverture de MM. Tourte et Laisne, de Saint-Martin-des-Champs. — Adoptant les conclusions du rapport de M. Vincent, le Conseil départemental d'Hygiène donne un avis favorable à la demande présentée par MM. Tourte et Laisne, en vue de l'établissement d'une fabrique d'eaux gazeuses, à Saint-Martin-des-Champs.

La séance est levée à 12 h. 15.

Première Circonscription sanitaire

PROCÈS-VERBAUX DE LA COMMISSION

Séance du 14 février 1922

La Commission sanitaire de l'arrondissement de Brest s'est réunie à la Sous-Préfecture, le mardi 14 février 1922, sous la présidence de M. le Docteur Allain, Vice-Président, remplaçant M. le Sous-Préfet, empêché.

Etaient présents : MM. le Docteur Caradec ; Le Morvan, Agent voyer d'arrondissement ; Auguet, Directeur du Laboratoire municipal d'hygiène ; Coyne, Ingénieur des Ponts et Chaussées ; Esclauze, Vétérinaire, Directeur de l'Abattoir municipal, membres actifs de la Commission ;

MM. le Docteur Alix, Directeur du Bureau municipal d'hygiène et le Médecin-Major de la garnison.

Absents et excusés : MM. Pochart, Guillou et le Médecin-Chef de la Marine.

La séance est ouverte à 14 heures.

1° Demande d'autorisation d'ouverture d'une usine destinée à la fabrication d'iode et iodures, présentée par MM. Girou, Gougny et Lefèvre, au Conquet. — L'enquête ouverte dans la commune du Conquet, pendant une durée de quinze jours, conformément aux instructions contenues dans la lettre de M. le Préfet du Finistère, en date du 14 décembre 1921, n'a donné lieu à aucune déclaration pour ou contre le projet. Le commissaire-enquêteur émet un avis favorable à la délivrance de l'autorisation sollicitée. D'autre part, plusieurs membres de la Commission font remarquer qu'une usine analogue fonctionne déjà au Conquet, vis-à-vis de celle construite par les demandeurs, dont elle n'est séparée que par la route.

La Commission, à l'unanimité, émet un avis favorable à la prise en considération de la requête présentée par MM. Girou, Gougny et Lefèvre.

2° Demande d'autorisation d'ouverture d'une tuerie privée d'animaux de boucherie, à Daoulas, par M. Maguet. — Après avoir pris connaissance du dossier de l'affaire, des protestations produites, tant au cours de l'enquête, que dans la presse ; la Commission décide, avant de statuer, de faire procéder à une enquête sur place et désigne M. Esclauze, Vétérinaire, Directeur de l'Abattoir municipal, pour remplir cette mission.

3° Demande d'autorisation d'ouverture d'une tuerie privée d'animaux de boucherie, à Plabennec, par M. Queffurus. — La Commission décide de faire procéder à une enquête sur place, les plans fournis par l'intéressé n'étant pas assez complets pour donner une idée des constructions, et le dossier ne contenant pas les renseignements suffisants sur l'installation intérieure de la tuerie projetée.

M. Le Morvan, Agent voyer d'arrondissement, est désigné pour examiner l'affaire sur place.

4° Demande d'autorisation d'ouverture d'une usine pour la fabrication de produits nécessaires au blanchiment, etc.,

présentée par M. Mizrahi, rue de Puebla, à Lambézellec.
— En raison des nombreuses protestations versées pendant l'enquête de *commodo* et *incommodo*, ouverte dans la commune, la Commission désigne M. Auguet, Directeur du Laboratoire municipal d'hygiène de la ville de Brest, pour procéder à une enquête sur place et fournir un rapport sur l'affaire.

Vœux.

Sur la proposition de M. Coyne et de plusieurs de ses collègues, la Commission émet le vœu suivant :

La Commission sanitaire émet le vœu que toutes les tueries privées d'animaux de boucherie — même celles fonctionnant déjà — soient installées dans les conditions prévues par les règlements en vigueur et munies notamment d'une fosse septique.

Enfin, la Commission, à l'unanimité, adopte la résolution suivante, qu'elle prie M. le Sous-Préfet de Brest de transmettre à M. le Préfet maritime, commandant d'armes :

La Commission sanitaire de l'arrondissement de Brest signale à M. le Vice-Amiral, commandant en chef, Préfet maritime, à Brest, que, sur un terrain appartenant au Génie, situé en bordure de la rue Algésiras, derrière le corps de garde du service des tramways, en face de l'hôtel Moderne, il est déposé journellement des ordures de toutes sortes qui transforment cet endroit en un cloaque infect, dangereux pour la santé publique, et qu'il serait indispensable de clore ce terrain, pour empêcher l'accès du public.

L'ordre du jour étant épuisé, la séance est levée à 14 h. 55.

Le Président,
Signé : Dr ALLAIN.

<h1 style="text-align:center">Séance du 29 mai 1922</h1>

La Commission sanitaire de l'arrondissement de Brest s'est réunie, à la Sous-Préfecture, le lundi 29 mai 1922, à 16 heures.

M. le Sous-Préfet, empêché, n'assistait pas à la séance.

En l'absence de M. Allain, Vice-Président, la séance est présidée par M. le Docteur Caradec, doyen d'âge.

Étaient, en outre, présents : MM. Le Morvan, Agent voyer d'arrondissement ; Auguet, Directeur du Laboratoire municipal d'hygiène ; Esclauze, Vétérinaire, Directeur de l'Abattoir municipal, membres actifs de la Commission.

MM. Dagorne, Médecin-Major ; le Médecin en chef de la Marine.

Absents et excusés : MM. le Docteur Allain ; Pochart, Pharmacien ; Guillou, Inspecteur départemental du Travail ; le Pharmacien en chef de la Marine ; Coyne, Ingénieur des Ponts et Chaussées ; le Docteur Alix, Directeur du Bureau municipal d'hygiène.

1° Assainissement des villes et des communes (mortalité moyenne pendant la période triennale 1918-1919-1920).— Dans sa séance du 27 décembre 1921, la Commission sanitaire avait chargé M. le Docteur Allain de procéder à une enquête sur place dans les communes de l'arrondissement de Brest où la mortalité avait dépassé la moyenne constatée en France, pendant la période triennale 1918-1919-1920 (article 9 de la loi du 15 février 1902).

M. le Docteur Allain a déposé le rapport suivant dont lecture est donnée à la Commission :

Lesneven

« Chargé par la Commission sanitaire, conformément aux prescriptions de la loi du 15 février 1902, article 9, de faire des recherches sur les causes de la mortalité qui, dans la commune de Lesneven, a dépassé la moyenne de 1,72 %, pendant la période triennale 1918-1919-1920, je certifie m'être transporté sur les lieux, aux fins d'enquête, et avoir fait les constatations suivantes :

« Année 1918. — Sur une population de 3.998 habitants, la commune de Lesneven a enregistré 93 décès, ce qui représente une moyenne de 2,46 %. En examinant la question attentivement, on remarque que sur les 93 personnes décédées, 16 étaient étrangères à la commune, 15 sont mortes à l'hôpital, et une au collège. Si du cadre nosologique on retire ces 16 cas, le pourcentage s'en trouvera considérablement allégé. La grippe a fait quelques victimes à la fin de l'année.

« Année 1919. — Les 82 décès de l'année donneraient une moyenne de 2,17 si l'on ne tenait compte des 17 personnes non originaires de la commune qui sont mortes : 16 à l'hôpital et une au collège.

« Année 1920. — Même remarque pour l'année 1920, qui a compté 73 décès avec une moyenne théorique de 1,93. L'hôpital a fourni un contingent de 19 décès de personnes étrangères à la commune.

« La ville de Lesneven ne présente aucune cause spéciale d'insalubrité. L'eau potable y est saine et abondante. »

Saint-Renan

« Chargé par la Commission sanitaire, conformément

aux prescriptions de la loi du 15 février 1902, article 9, de faire des recherches sur les causes de la mortalité qui, dans la commune de Saint-Renan, a dépassé la moyenne de 1,72 °/o, pendant la période triennale 1918-1919-1920, je certifie m'être transporté sur les lieux, pour enquête, et avoir fait les constations suivantes :

« Année 1918. — Sur une population de 2.218 habitants, la commune de Saint-Renan a, en 1918, enregistré 60 décès, ce qui donne une moyenne de 2,74 °/o. La grippe a fait deux victimes parmi les adultes et quatre parmi les enfants en bas âge. Il y a eu deux mort-nés et deux décès de tuberculose. Mais ce qui, incontestablement, a augmenté le pourcentage, ce sont les six décès d'étrangers à la commune, qui se sont produits à l'hôpital communal.

« D'autre part, les fatigues excessives éprouvées du fait du manque de main-d'œuvre, les soucis et les chagrins occasionnés par le départ et la mort des fils morts à la guerre ont exercé une action déprimante chez les parents et n'ont pas peu contribué à écourter l'existence chez les vieillards.

« Année 1919. — Pendant l'année 1919, 10 étrangers à la commune sont décédés à l'hôpital cantonal. Avec les 47 décès de l'année, la moyenne est de 2,11. Sept enfants en bas âge ont succombé aux atteintes de la grippe.

« Année 1920. — 41 décès ; moyenne de l'année 1,84. Six décès à l'hôpital cantonal ; neuf décès d'enfants en bas âge occasionnés par la méningite, la bronchite, l'entérite, etc.. Le pourcentage diminue sensiblement d'année en année.

« D'une façon générale, l'état sanitaire de la commune de Saint-Renan est bon. Mon enquête ne m'a permis de découvrir aucune cause spéciale d'insalubrité. L'eau potable semble bonne. La municipalité étudie, en ce moment, un projet de captation et d'adduction qui pourvoira plus largement aux besoins de la population.

« En résumé, la période triennale 1918-1919-1920 a donné un pourcentage élevé dans la moyenne des décès, principalement parce que des étrangers sont morts, en nombre relativement considérable, à l'hôpital cantonal. »

SAINT-MARC

« La Commission sanitaire m'ayant chargé, conformément aux prescriptions de la loi du 15 février 1902, article 9, de faire des recherches sur les causes de la mortalité qui, dans la commune de Saint-Marc, a dépassé la moyenne de 1,72 $\%$, pendant la période triennale 1918-1919-1920, je certifie m'être transporté sur les lieux, pour enquête, et avoir fait les constations suivantes :

« Année 1918. — Sans tenir compte des 17 transcriptions d'actes de décès de militaires morts à la guerre, l'année 1918 a, sur une population de 4.042 habitants, enregistré 104 décès, ce qui donne une moyenne de 2,57 $\%$.

« La grippe infectieuse a fait deux victimes.

« Le registre des décès mentionne sept mort-nés. De nombreuses femmes de la commune ont été employées dans les usines de guerre, où, en plus d'un surmenage intensif, elles ont subi l'action nocive des vapeurs acides. Il est hors de doute que ces diverses influences ont agi défavorablement sur les femmes en état de grossesse, et n'ont pas peu contribué aux accouchements prématurés, et conséquemment à la mort du produit de la conception.

« Les affections intestinales, chez les enfants, en bas

âge, ont, d'autre part, sévi d'une façon sévère. Les mères de famille occupées ailleurs se trouvaient dans la nécessité de confier leurs enfants à des gardes ou nourrices mercenaires qui ne prenaient pas toutes les précautions désirables. Dans ce sens, on pourrait incriminer le biberon à long tube, la nourriture solide administrée prématurément et le mouillage du lait.

« La tuberculose, sous ses formes multiples et variées, a encore et toujours été la grande faucheuse de vies humaines. Le crachat, la misère, le taudis sont les puissants adjuvants de cette terrible affection. L'alcool a également joué un rôle des plus funestes : jamais les ouvriers n'ont eu plus d'argent entre les mains, jamais la consommation d'alcool n'a été plus considérable. Les quartiers populeux du Guelmeur et de Forestou-Izella ont payé le plus lourd tribut.

« Le mode d'évacuation des matières usées ne présente pas les conditions hygiéniques désirables ; certaines habitations ont des fosses non étanches, d'autres n'en ont pas du tout.

« Année 1919. — L'année 1919 a compté 90 décès, soit une moyenne de 2,22 %.

« Année 1920. — L'année 1920 indique 71 décès avec une moyenne de 1,75 %.

« En comparant les moyennes annuelles, on constate que le nombre des décès va en diminuant de 1918 à 1920, ce qui signifie que les circonstances de guerre y ont eu une réelle part d'influence. »

PLOUMOGUER

« Chargé par la Commission sanitaire, conformément

aux prescriptions de la loi du 15 février 1902, article 9, de faire des recherches sur les causes de la mortalité qui, dans la commune de Ploumoguer, a dépassé la moyenne de 1,72 %, pendant la période triennale 1918-1919-1920, je certifie m'être transporté sur les lieux, aux fins d'enquête, et avoir fait les constatations suivantes :

« Année 1918. — Sur une population de 1.932 habitants, la commune de Ploumoguer a enregistré 39 décès, soit une moyenne de 2,01 %.

« La grippe a fait de nombreuses victimes parmi les enfants en bas âge et parmi les vieillards. Ces derniers, surmenés par un travail intensif et déprimés par les soucis et les chagrins, ont été des proies toutes prêtes. La tuberculose et les autres affections courantes, ont fourni leur contingent habituel de décès.

« Année 1919. — Les 44 décès de l'année ont donné une moyenne de 2,27 %. La grippe infectieuse a encore joué son rôle néfaste au début de 1919.

« Année 1920. — Avec les 34 décès de 1920, le pourcentage tombe à 1,74 %.

« En résumé, en dehors du surmenage et de la grippe, je n'ai relevé aucune cause spéciale de mortalité. L'eau de boisson est saine et abondante.

« Je n'ai découvert aucun foyer de contagion, aucun établissement insalubre. »

LANRIVOARÉ

« Chargé par la Commission sanitaire, conformément aux prescriptions de la loi du 15 février 1902, article 9, de faire des recherches sur les causes de la mortalité qui, dans la commune de Lanrivoaré, a dépassé la moyenne de 1,72 °/₀, pendant la période triennale 1918-1919-1920, je certifie m'être transporté sur les lieux, pour enquête, et avoir fait les constatations suivantes :

« Année 1918. — Sur une population de 827 habitants, la commune de Lanrivoaré a, en 1918, enregistré 18 décès, ce qui donne une moyenne de 2,17 °/₀.

« La grippe a fait 2 victimes, la tuberculose 2, la bronchite 2. Il est mort 2 enfants en bas âge, 2 cancéreux et 5 vieillards. Le surmenage et les chagrins ont beaucoup contribué à écourter la vie de ces derniers.

« Année 1919. — Les 16 décès de 1919 ont constitué une moyenne de 1,92 °/₀.

« La grippe a encore occasionné 2 décès, la tuberculose 3. Il est mort 3 enfants en bas âge.

« Année 1920. — 15 décès avec un pourcentage de 1,81 °/₀.

« L'enquête que j'ai faite ne m'a permis de constater aucune cause spéciale d'insalubrité. L'eau des puits et des fontaines semble bonne et suffisamment abondante.

« La tuberculose a occasionné quelques décès isolés, qui n'ont pas formé des foyers de contagion. »

TRÉGLONOU

« Chargé par la Commission sanitaire, conformément aux prescriptions de la loi du 15 février 1902, article 9, de faire des recherches sur les causes de la mortalité qui, dans la commune de Tréglonou, a dépassé la moyenne de 1,72 °/₀, pendant la période triennale 1918-1919-1920, je certifie m'être transporté sur les lieux, pour enquête, et avoir fait les constatations suivantes :

« Année 1918. — Sur une population de 630 habitants, la commune de Tréglonou a enregistré 26 décès, ce qui représente une moyenne de 3,90 °/o. Les 4 vieillards, le nouveau-né, et les 2 enfants nés avant terme, qui figurent sur la liste nécrologique, constituent un contingent suffisant pour faire monter le pourcentage dans une commune à faible population. Les autres décès ont été occasionnés par les maladies courantes : tuberculose, méningite des enfants, cancer....

« Année 1919. — Les 14 décès de l'année ont donné une moyenne de 2,10 °/o.

« La grippe infectieuse a fait 2 victimes.

« Année 1920. — Le nombre des décès est de 17 et la moyenne de 2,54 °/o.

« 3 vieillards, 1 enfant de 14 jours et 2 enfants nés avant terme, morts dans l'année, contribuent à enfler le pourcentage.

« En somme, aucune cause spéciale de morbidité n'a pu être relevée dans la commune. Aucun établissement insalubre, aucun foyer de maladie n'existe parmi cette population composée, à parties égales, de cultivateurs et de pêcheurs. Les vieillards et les enfants nés avant le terme ordinaire de la grossesse, ont payé un lourd tribut. La guerre, avec les perturbations, les fatigues, les soucis et les émotions qu'elle entraîne, a dû jouer un rôle actif dans ces tristes évènements. »

Avis. — La Commission adopte intégralement les conclusions du rapporteur.

2° Tuerie privée d'animaux à Prat-Lédan, en Saint-Pierre-Quilbignon.— Demande d'autorisation d'ouverture présentée par M. Lhostis. — La Commission, après avoir pris connaissance du dossier de l'affaire, notamment de l'avis du Conseil municipal et de celui du commissaire-enquêteur, décide qu'il y a lieu de procéder à une visite des lieux et commet, à cet effet, M. Esclauze, Vétérinaire, Directeur de l'Abattoir municipal de Brest.

3° Tuerie privée d'animaux de boucherie à Plabennec. — Demande d'autorisation présentée par M. Queflurus.— M. Le Morvan, Agent voyer d'arrondissement, chargé de procéder à une enquête sur place, donne lecture de son rapport. La Commission émet l'avis qu'une *autorisation provisoire* peut être accordée à M. Quefflurus, sous réserve, toutefois, qu'il sera procédé, par les soins d'un Vétérinaire, désigné par le Maire, à l'inspection préalable de la viande livrée à la consommation.

4° Tuerie privée d'animaux à Daoulas. — Demande d'autorisation présentée par M. Maguet. — Après avoir pris connaissance d'un rapport très circonstancié rédigé par M. Esclauze, Vétérinaire, chargé de procéder à une enquête sur place, la Commission estime que l'autorisation sollicitée par M. Maguet peut lui être accordée, sous réserve que ce dernier procédera à la construction d'une fosse septique, d'un « coche » et d'une fosse à fumier, et qu'il fera améliorer l'état du sol avoisinant la tuerie, dans le sens indiqué par le rapporteur.

5° Lannilis. — Fabrique d'eau gazeuse. — Demande d'autorisation présentée par M. Talec. — M. Le Morvan, délégué pour procéder à une visite des lieux, conclut que les conditions requises pour une telle installation sont observées. D'autre part, l'analyse de l'eau destinée à la fabrication de l'eau gazeuse ayant donné de bons résultats, la Commission émet un avis favorable à la demande présentée par M. Talec.

6° Agrandissement de l'école publique des filles du Relecq-Kerhuon.— La Commission adopte les conclusions de M. Faucon-Dumont, Agent voyer en retraite, exposées dans ses rapports des 1er février et 4 avril 1922, et émet un avis favorable à la réalisation du projet qui lui est présenté.

7° Lambézellec. — Fabrication de produits d'entretien et de blanchîment.— Demande présentée par M. Mizrahi. — La Commission prend acte de la renonciation pure et simple de M. Mizrahi à son projet de construction d'une usine de fabrication de produits d'entretien et de blanchîment, à Lambézellec, et estime qu'il y a lieu de classer cette affaire, comme sans suite.

8° Guipavas. — Protestation de M. Boudier, propriétaire au Rody, contre l'état d'insalubrité des voies et chemins avoisinant sa propriété. — Conformément au désir exprimé par M. le Préfet du Finistère, dans sa lettre en date du 22 mai, la Commission décide de faire procéder à une enquête sur place et désigne M. Le Morvan, Agent voyer d'arrondissement à Brest, pour y procéder.

L'ordre du jour étant épuisé, la séance est levée à 17 heures.

Le Président,

Signé : Dr CARADEC.

Séance du 23 octobre 1922

La Commission sanitaire de l'arrondissement de Brest s'est réunie à la Sous-Préfecture, le lundi 23 octobre 1922, à 16 heures.

M. le Sous-Préfet, empêché, n'assistait pas à la séance.

Etaient présents : MM. le Docteur Allain, Vice-Président ; le Docteur Caradec ; Le Morvan, Agent voyer d'arrondissement ; Auguet, Directeur du Laboratoire municipal d'Hygiène ; Esclauze, Vétérinaire ; le Parmacien en chef de la Marine, membres actifs de la Commission.

MM. Guillou, Inspecteur départemental ; Docteur Fleury, Médecin-major de la garnison ; Docteur Corneau, Médecin-chef de la Marine, membres à titre consultatif.

Absents : MM. Pochart, Alix et Coyne.

M. le Président donne communication aux membres de la Commission du tarif des frais de déplacement adopté par le Conseil général du Finistère, pour les délégués des Assemblées sanitaires.

La Commission lui donne acte de cette communication.

« 1° Demande d'autorisation d'ouverture d'une usine de fabrication de produits de blanchiment, sur le territoire de la commune de Saint-Marc, par M. Mizrahi. — Après avoir pris connaissance du dossier de l'affaire, notamment de l'avis favorable du Commissaire qui a procédé à la Mairie de Saint-Marc, à l'enquête de *commodo* et *incommodo*, ouverte dans la commune, et du rapport également favorable de M. Auguet, Directeur du Laboratoire municipal d'Hygiène, de Brest, chargé de rapporter l'affaire, la Commission estime, à l'unanimité, que rien ne s'oppose à la prise en considération de la demande de M. Mizrahi.

« 2°. Demande d'établissement d'un dépôt de liquides inflammables et d'un garage pour automobiles, à Lambézellec, par M. Lesieur. — L'enquête de *commodo* et *incommodo* ouverte à la Mairie de Lambézellec n'a donné lieu à aucune déclaration pour ou contre le projet. Le Commissaire enquêteur et M. Le Morvan, Agent voyer d'arrondissement, chargé de rapporter l'affaire, ont émis un avis favorable.

« La Commission adopte, à l'unanimité, les conclusions de son rapporteur.

« 3° Projet d'agrandissement de l'école de filles du Relecq-Kerhuon. — M. Le Morvan, chargé par la Commission sanitaire de procéder à une enquête, sur place, donne lecture de son rapport, où il fait ressortir que le projet soumis ne donne pas satisfaction aux instructions ministérielles, notamment sur les points suivants :

« 1° Existence d'eau potable ;

« 2° Installation d'une salle commune pour soins de propreté ;

« 3° Création d'un atelier ou salle de travaux ménagers ;

« 4° Aménagement d'un terrain de jeux attenant à l'école.

« Depuis la visite des lieux par M. Le Morvan, M. le Maire du Relecq-Kerhuon a produit un projet supplémentaire pour distribution d'eau à l'école, au moyen d'une borne-fontaine installée dans la cour.

« Mais aucun engagement n'a été pris par la Municipalité du Relecq-Kerhuon en ce qui concerne la salle commune pour soins de propreté, l'atelier ou salle de travaux ménagers et le terrain de jeux.

« Dans ces conditions, et après en avoir délibéré, la Commission, à l'unanimité, émet l'avis qu'il y a lieu d'inviter la Municipalité du Relecq-Kerhuon, à compléter le projet présenté, dans le sens des instructions ministérielles précitées.

« 4° Demande d'autorisation d'ouverture d'une tuerie privée d'animaux, 190, rue de Brest, en Saint-Pierre-Quilbignon, par M. Tifiou. — L'enquête de *commodo* et *incommodo* ouverte dans la commune n'a donné lieu à aucune protestation. Le Conseil municipal a émis un avis favorable. La Commission adopte les conclusions favorables de son rapporteur, M. Esclauze, qui signale que toutes les conditions d'hygiène et de salubrité exigées par les règlements seront remplies, et qui estime que le projet présenté par M. Tifiou peut être approuvé.

« 5° Demande d'autorisation d'ouverture d'une tuerie privée d'animaux au Stiff, en Saint-Pierre-Quilbignon, par M. Goarant. — Aucune déclaration pour ou contre le projet n'a été produite au cours de l'enquête de *commodo* et *incommodo* ouverte dans la commune.

« Le Conseil municipal a émis un avis favorable à son adoption.

« M. Esclauze, rapporteur de la Commission, déclare, après une visite des lieux, que rien ne s'oppose à la prise en considération du projet.

« Dans ces conditions, la Commission émet également un avis favorable.

« 6° Demande d'autorisation d'ouverture d'une tuerie privée d'animaux, à Prat-Lédan, en Saint-Pierre-Quilbignon, par **M.** Lhostis. — Le demandeur, après l'enquête faite sur place, par M. Esclauze, rapporteur de la Commission, reconnaissant que son projet ne répondait pas aux conditions exigées par les règlements sur l'hygiène et la salubrité publique, a déclaré y renoncer.

« La Commission lui donne acte de cette renonciation.

« 7° Assainissement des villes et des communes. — Mortalité moyenne en 1921. — Trois communes de l'arrondissement : celles de Saint-Marc, Lesneven et Saint-Renan, ont eu en 1919-1920-1921 une mortalité supérieure à la moyenne constatée pour l'ensemble de la France. La Commission, après en avoir délibéré, designe M. le Docteur Allain pour procéder à une enquête sur place dans ces trois localités et lui soumettre, à sa prochaine réunion, un rapport sur les causes qui ont amené cet état de choses et les moyens qu'il y aurait lieu d'envisager pour y remédier. »

L'ordre du jour étant épuisé, la séance est levée à 16 h. 50.

Le Président,
Signé : Dr ALLAIN.

Troisième Circonscription sanitaire

PROCÈS-VERBAUX DE LA COMMISSION

Séance du 16 mars 1922

Le 16 mars 1922, à 16 heures, la Commission sanitaire de la circonscription de Morlaix s'est réunie à la Sous-Préfecture, sous la présidence de M. Larquet, Sous-Préfet.

Etaient présents : MM. le Docteur Prouff, Hervé, Baron, Marrec, Le Febvre.

Excusés : MM. Barbier et Boullet.

M. le Président fait connaître à la Commission que, dans deux communes, Locquénolé et Lannéanou, le chiffre de la mortalité en 1918-1919-1920 a été supérieur au chiffre de la mortalité moyenne de la France, et qu'il y a donc lieu d'examiner si une enquête ne doit pas être faite dans ces communes en vue des mesures sanitaires à prendre, conformément à la loi.

En ce qui concerne la commune de *Locquénolé*, la Commission, après examen des tableaux statistiques semestriels des trois années dressés par âge et nature de maladie, considérant qu'apparaît un nombre élevé de cas de « cancer », que dès lors une enquête dans la commune s'impose, la Commission charge M. le Docteur Prouff d'y procéder.

En ce qui concerne la commune de *Lannéanou*, considérant que les cas de décès par sénilité figurent pour une très forte proportion, qu'au surplus aucune épidémie n'a sévi dans cette commune très bien exposée et très saine, la Commission décide que toute enquête est inutile.

Sur la proposition de plusieurs membres, la Commission décide de prier M. le Préfet de rappeler au corps médical les prescriptions de l'article 4 de la loi du 15 février 1902, et de tenir la main à son exécution.

Aucune autre affaire ne figurant à l'ordre du jour, la séance est levée à 17 h. 30.

Le Sous-Préfet, Président de la Commission,

E. LARQUET.

Séance du 13 juin 1922

Le mardi 13 juin 1922, à 10 heures, la Commission sanitaire de la circonscription de Morlaix s'est réunie à la Sous-Préfecture, sous la présidence de M. Larquet, Sous-Préfet.

Etaient présents : MM. Hervé, Marrec, Baron, Barbier et le Docteur Prouff.

Absents et excusés : MM. Boullet et Le Febvre.

1º M. le Président soumet à la Commission les projets de translation des cimetières de Lannéanou et Plounéour-Ménez.

Après un échange d'observations, la Commission, sur la proposition de M. le Sous-Préfet, décide qu'une enquête sur les lieux est nécessaire et en charge M. Marrec, qui devra être en mesure de fournir son rapport dans le délai d'un mois.

2º M. le Président donne lecture à la Commission du rapport dont avait été chargé M. le Docteur Prouff, sur l'état sanitaire de la commune de Locquénolé, où, pendant les trois dernières années, la mortalité avait dépassé le chiffre de la mortalité moyenne en France.

Après discussion, il est décidé à l'unanimité que toute enquête nouvelle est inutile : le dépassement du chiffre provenant de décès survenus à la suite de grippe ou de sénilité.

L'ordre du jour étant épuisé, la séance est levée à 11 heures.

Le Sous-Préfet, Président de la Commission,
E. LARQUET.

Séance du 11 juillet 1922

L'an mil neuf cent vingt-deux, le mardi 11 juillet, à 10 heures du matin, la Commission sanitaire de la circonscription de Morlaix s'est réunie à la Sous-Préfecture, sous la présidence de M. Larquet, Sous-Préfet.

Etaient présents : MM. Baron, Barbier, Boullet, Hervé, Marrec et le Docteur Prouff.

Absents et excusés : MM. Guillemot et Le Febvre.

1° M. le Président soumet à la Commission sanitaire une délibération prise par le Conseil municipal de Roscoff, à la date du 5 juin 1922 et relative au tarif des concessions dans le cimetière de cette commune. Il explique à la Commission qu'il appelle son attention, non sur la question des tarifs qui est purement administrative, mais sur les motifs sur lesquels s'appuie le Conseil municipal pour décider le relèvement de ces tarifs.

Après une discussion à laquelle prennent part tous les membres de la Commission, l'avis suivant est formulé, à l'unanimité :

« La Commission, considérant que le cimetière de Roscoff est situé dans l'agglomération ; qu'il est extrêmement exigü ainsi que cela résulte, non seulement de la délibération du 5 juin 1922, mais aussi d'une délibération, en date du 24 février 1918, décidant l'acquisition, par voie d'expropriation, de différentes parcelles de terre destinées à la translation du cimetière ;

« Considérant que, dans l'intérêt non seulement de

l'hygiène publique mais aussi du respect dû aux morts, cette translation s'impose ».

Emet l'avis que M. le Préfet refuse son approbation à la délibération du 5 juin et mette le Conseil municipal de Roscoff en demeure de donner suite à la délibération du 24 février 1918, en ce qui concerne tout au moins le principe de la translation.

2° M. le Président donne lecture à la Commission d'une pétition qui lui a été adressée par le Syndicat de la Manufacture des Tabacs, se plaignant « de la mauvaise hygiène et de la mauvaise aération des ateliers ».

Après examen de la question, M. le Directeur ayant fait connaître qu'il étudiait un nouveau système d'aération, la Commission décide que, lorsqu'un des appareils nouveaux serait placé, elle, ou tout au moins quelques-uns de ses membres, se rendrait à la Manufacture. A ce moment, la Commission formulera ses propositions, tant sur le fonds que sur la forme.

3° Adoptant les conclusions des rapports de M. Marrec, joints aux dossiers, la Commission donne, à l'unanimité, un avis favorable aux projets de translation des cimetières de Lannéanou et de Plounéour-Ménez.

4° Après examen du dossier et discussion, la Commission, à l'unanimité, donne un avis favorable à la demande d'autorisation de création d'un dépôt de pétrôle (1re classe) à Morlaix, route de Callac, formulée par la Société Industrielle des Pétroles.

Toutefois, la Commission demande que, dans l'arrêté à intervenir, soient insérées, non seulement les obligations et réserves inscrites dans les décrets de 1919 et 1920, consécutifs à la loi de 1917, mais aussi celles indiquées par le commissaire-enquêteur, et visant la situation de l'établissement projeté.

Aucune autre affaire ne figurant à l'ordre du jour, la séance est levée à 11 h. 30.

Le Sous-Préfet, Président de la Commission,

E. LARQUET.

Séance du 22 novembre 1922

L'an mil neuf cent vingt-deux, le 22 novembre, à 10 heures, la Commission sanitaire de la circonscription de Morlaix s'est réunie à la Sous-Préfecture, sous la présidence de M. Larquet, Sous-Préfet.

Etaient présents : MM. Le Febvre, Marrec, Hervé, Barbier, Baron.

Absents et excusés : MM. Guillemot, Boullet, Docteur Prouff.

M. le Président fait connaître à l'Assemblée que pendant les années 1919, 1920, 1921, la mortalité moyenne qui, en France a été de 1,77 %, a été dépassée dans les communes de Morlaix, Saint-Martin-des-Champs et Lannéanou. Il consulte la Commission pour savoir s'il y a lieu de procéder à l'enquête prévue par l'article 9 de la loi du 15 février 1902.

La Commission, considérant que les décès survenus dans les hospices, hôpitaux, quartier des aliénées situés à Morlaix, et l'hospice de vieillards de Saint-François, en Saint-Martin-des-Champs, sont les causes de l'élévation de la mortalité dans ces deux communes, décide qu'il n'y a pas lieu à enquête.

Par contre, elle décide, malgré le dépassement insignifiant du chiffre de 1,77 %, de confier à M. le Sous-Préfet et à M. Marrec, le soin de procéder à une enquête dans la commune de Lannéanou.

Fabrique d'eaux gazeuses. — Avis favorable est donné à la demande d'établissement d'une fabrique d'eaux gazeuses, formée par MM. Tourte et Laisne, à Saint-Martin-des-Champs.

Dépôt d'huiles minérales. — Avis favorable est donné à la demande de M. Wallbott, qui sollicite l'autorisation d'établir, à Saint-Martin-des-Champs, un dépôt d'huiles minérales pouvant contenir 20.000 litres ou plus.

Translation du cimetière de Guimaëc. — M. le Président soumet à la Commission le dossier du projet de translation du cimetière de Guimaëc.

M. Marrec, qui a procédé à une enquête sur place, donne lecture de son rapport concluant à l'adoption du projet.

La Commission émet un avis favorable.

Aucune autre affaire ne figurant à l'ordre du jour, la séance est levée à 11 heures.

Le Sous-Préfet, Président de la Commission,

E. LARQUET.

Cinquième Circonscription sanitaire

PROCÈS-VERBAUX DE LA COMMISSION

Séance du 3 mars 1922

La Commission sanitaire s'est réunie le vendredi 3 mars 1922, à 11 heures, sous la présidence de M. Berteil, Secrétaire général.

Etaient présents : MM. les Docteurs Gaumé, Sengès ; Le Moal, Vétérinaire ; Crépin, Ingénieur des Ponts et Chaussées ; Le Bris, Chef de Division, Secrétaire.

CLÉDEN-CAP-SIZUN. — *Construction d'une école de filles.* — Lecture est donnée du rapport établi par M. Le Noach, au sujet de cet affaire.

La Commission en adopte les conclusions qui sont favorables au projet.

PLOBANNALEC.— *Ecole de Lesconil.— Projet d'agrandissement.* — La Commission, après examen du dossier et lecture du rapport de M. le Docteur Sengès concluant à l'adoption du projet, émet un avis favorable à l'exécution des travaux prévus, en vue de l'agrandissement de l'école de garçons de Lesconil et de l'installation à ladite école d'un lavabo.

A la suite d'un échange de vues, les membres de la

Commission sanitaire émettent le vœu qu'il soit créé dans toutes les écoles des vestiaires individuels réservés aux élèves.

Cette mesure permettrait de combattre efficacement la propagation de la teigne.

QUIMPER. — *Garage et dépôt d'essence. — Demande de MM. Pillard et Nargeot.* — La Commission adopte les conclusions du rapport établi sur cette affaire par M. Crépin.

En conséquence, elle donne un avis favorable à l'adoption de la demande de MM. Pillard et Nargeot, sous la réserve, toutefois, que les dispositions ci-après seront prises par les intéressés en ce qui concerne le dépôt d'essence :

1° Que 3 extincteurs en état de marche, du genre Pyrene, soient constamment à portée de la main à l'entrée du garage ;

2° Que son dépôt de matériel combustible, et en particulier d'emballages, soit éloigné du dépôt d'essence ;

3° Que la clef du dépôt d'essence, qui devra être constamment fermé, en dehors des heures de distribution, soit remise à un employé responsable ;

4° Que 2 extincteurs, dont un du genre Pyrene, en état de marche, soient constamment à portée de la main, à côté de l'entrée du dépôt ;

5° Qu'il soit interdit de fumer à côté de ce bâtiment ;

6° Que toutes les dispositions soient prises pour que le liquide combustible tombé à terre, par suite de fuite ou de toute autre cause, n'y séjourne pas et ne s'écoule pas au dehors et qu'un tas de sable soit déposé à côté du bâtiment pour l'absorber éventuellement et pour arrêter, le cas échéant, le liquide enflammé ;

7° Que le dépôt soit transformé en dépôt souterrain, le jour où les propriétaires riverains construiront, à proximité immédiate du dépôt, des bâtiments d'habitation.

GUILVINEC. — *Fabrique d'eaux gazeuses. — Demande de M. Nédélec-Garo.* — Le Président fait connaître que, conformément aux instructions, le demandeur a joint à sa requête, avec un certificat du Maire constatant que les locaux sont cimentés, un procès-verbal d'analyse de l'eau à employer.

Les conclusions de ce procès-verbal, dressé par M. Allanic, pharmacien-chimiste, à Brest, sont les suivantes :

« Eau présentant les caractères d'une eau potable en méritant la mention : Bon au point de vue bactériologique. L'exagération des chlorures est due au voisinage de la mer. »

Mais il fait remarquer à l'Assemblée qu'un rapport de M. le Directeur de la Station agronomique, chargé de l'examen du dossier, conclut au rejet de la demande, l'eau devant servir à M. Nédélec-Garo, contenant une trop grande proportion de coli-bacille.

Ce rapport est conçu comme suit :

« La demande présentée par M. Nédélec-Garo, pour fabriquer des eaux gazeuses au Guilvinec, est accompagnée du certificat du Maire constatant le bon état des locaux et de l'analyse de l'eau, analyse un peu sommaire au point de vue chimique, mais suffisant comme bactériologie.

« Elle apparaît comme ne contenant pas d'éléments chimiques suspects, mais néanmoins contaminée dans la proportion de 50 coli au litre, c'est-à-dire tenant un coli-bacille par 20 centimètres cubes.

« Tout consommateur de cette eau en si faible quantité soit-elle, absorbera donc du coli-bacille.

« Cette proportion actuelle peut augmenter à l'été et à l'automne et l'eau devenir plus dangereuse à ces époques ; ainsi qu'il est constaté pour toutes les eaux des côtes et, en particulier, au Guilvinec où elles sont mauvaises.

« Nous vous proposons, M. le Préfet, de refuser cette demande, l'eau ne présentant pas les garanties suffisantes. »

La Commission sanitaire adopte les conclusions dudit rapport et donne un avis défavorable à la demande présentée par M. Nédélec-Garo, en vue d'établir, à Guilvinec, une fabrique d'eaux gazeuzes.

DOUARNENEZ. — *Agrandissement du cimetière.* — Adoptant les conclusions du rapport établi par M. Maynard, la Commission sanitaire appuie d'un avis favorable la demande formulée par le Conseil municipal de Douarnenez, en vue de l'agrandissement de son cimetière.

Séance du 19 mai 1922

La Commission sanitaire s'est réunie le vendredi 19 mars 1922, à 10 h. 30, sous la présidence de M. Berteil, Secrétaire général.

Etaient présents : MM. les Docteurs Sengès, Gaumé ; Le Moal, Vétérinaire ; Maynard, pharmacien ; Crépin, Ingénieur des Ponts et Chaussées ; Le Bris, Chef de Division, Secrétaire.

Absent et excusé : M. l'Inspecteur du Travail.

KERFEUNTEUN. — *Compagnie occidentale des produits du pétrole. — Dépôt de mazout et d'essence. — Demande d'autorisation.* — La Commission sanitaire, adoptant les conclusions d'un rapport de M. Crépin, donne un avis favorable à la demande formulée par la Compagnie occidentale des produits du pétrole, en vue de l'établissement à Kerfeunteun d'un dépôt de mazout, essence et pétrole de 1re catégorie.

PLOGASTEL-SAINT-GERMAIN. — *Tuerie privée d'animaux de boucherie. — Demande d'ouverture. — M. Laurent, pétitionnaire.* — M. Le Moal lit un rapport sur la demande formulée par M. Laurent, en vue d'être autorisé à établir une tuerie privée d'animaux de boucherie, à Plogastel-Saint-Germain.

Les conclusions de ce rapport, qui sont favorables à l'ouverture de cet établissement, sont adoptées.

POULLAN. — *Translation du cimetière.* — M. Le Moal donne lecture du rapport ci-après, dont les conclusions sont adoptées :

« Des renseignements fournis par M. l'Agent voyer principal, il résulte que le terrain choisi par la Municipalité de Poullan pour le transfert de son cimetière est distant de 100 mètres, approximativement, des habitations, notamment de l'école des garçons. D'autre part, le rapport ne faisant pas mention de puits pouvant exister à proximité du terrain choisi, et toutes autres dispositions devant être obligatoirement prises, entre autres : hauteur des murs suffisante et plantation d'arbres, je ne crois pas que l'hygiène puisse en quoi que ce soit être menacée, aussi j'émets l'avis que la Commission sanitaire accueille favorablement le projet d'établissement du nouveau cimetière de cette commune. »

ROSPORDEN. — *Construction d'une fosse septique à l'école des filles.* — M. le Docteur Gaumé donne lecture du rapport suivant :

« Vous avez bien voulu me soumettre un projet de construction de cabinets d'aisance à l'école des filles de Rosporden.

« Le projet semble bien conçu pour ce qui concerne la construction des édicules. Ils seront facilement entretenus et la forme à la turque est certainement la plus pratique ; elle permet aux enfants un risque de souillures aussi diminué que possible. En revanche, je reproche à ce projet : 1° de ne pas nous donner un plan d'ensemble de l'école et, par conséquent, de ne pas nous permettre de nous rendre compte de la position des nouveaux bâtiments par rapport aux classes ; 2° de ne prévoir qu'un nombre insuffisant de cabinets ; 3° de ne nous donner sur la construction de la fosse septique aucun détail nous permettant d'apprécier si le projet est bien conçu au point de vue hygiénique.

« Je vous propose donc de demander un supplément de renseignements. »

Après échange d'observations, la Commission décide de demander à l'Administration de compléter le dossier produit par l'adjonction des plans et renseignements complémentaires demandés par le rapporteur.

Elle estime, en outre, que le nombre de cabinets prévu est insuffisant et qu'il y aurait lieu de le porter à dix. »

GUILVINEC. — *Construction de cabinets d'aisance sur les quais.* — M. le Docteur Gaumé donne lecture du rapport ci-après :

« Je pense qu'il y a lieu d'approuver le projet ci-joint. Il est évidemment défectueux puisqu'il n'y a pas de chasse d'eau, mais tel quel il vaut encore mieux que le néant actuel qui répand des immondices et rend ainsi leur enlèvement presque impossible.

« Il sera, toutefois, nécessaire de tenir la main à ce que les engagements pris par le Conseil municipal soient respectés. »

Les conclusions de ce rapport sont adoptées.

Hygiène publique. — *Mortalité moyenne pendant les années 1918, 1919, 1920.* — Aux termes de l'article 9 de la loi du 15 février 1902, il doit être procédé à une enquête sur l'état d'insalubrité des communes dans lesquelles la mortalité a été supérieure pendant les trois dernières années à la mortalité moyenne de la France.

Pour l'arrondissement de Quimper, deux communes se

trouvent dans ce cas pour les années 1918, 1919, 1920, celles de Quimper et de Pont-l'Abbé.

QUIMPER. — La Commission sanitaire, après lecture et discussion du rapport adressé sur cette question par M. le Maire de Quimper, reconnaît que la proportion établie pour cette ville, ne répond pas à la réalité.

Quimper possède, en effet, deux établissements hospitaliers importants : l'Asile des Aliénés et l'Hospice civil, dans lesquels décèdent de nombreuses personnes étrangères à la localité.

Déduction faite de ces décès, les moyennes réelles pour les habitants de Quimper, ressortent comme suit :

1918 : 2,48 ; 1919 : 1,55 ; 1920 : 1,33.

Il résulte de ces chiffres que la moyenne de la mortalité de la France n'a été dépassée que pendant la seule année 1918.

Cette forte proportion est due à une épidémie de grippe qui a occasionné 116 décès et à une épidémie de dysenterie cause de 51 décès.

Pour les années 1919 et 1920, la mortalité moyenne a été de beaucoup inférieure à celle de 1,72 de la France.

La Commission estime, dans ces conditions, qu'il n'y a pas lieu, en ce qui concerne Quimper, de procéder à l'enquête prescrite par l'article 9 de la loi de 1902.

PONT-L'ABBÉ. — Examinant ensuite les renseignements concernant Pont-l'Abbé, M. Maynard, qui habite cette localité, fait remarquer que cette ville possède également un hôpital de vieillards dans lequel décède un nombre fort élevé de personnes étrangères à la commune.

Une épidémie de grippe qui a sévi en 1918 a fait augmenter sensiblement la moyenne de mortalité pendant cette année.

Pendant les années 1919 et 1920, il estime que la mortalité chez les habitants a plutôt été restreinte.

L'enquête prescrite par l'article 9 de la loi de 1902 ne s'imposerait donc pas.

Cependant, M. Maynard, poursuivant son exposé et envisageant les causes d'insalubrité existant à Pont-l'Abbé, signale la mauvaise qualité de l'eau.

Il insiste sur ce fait que toutes les eaux fluviales et ménagères d'une voie en forte pente appelée « Venelle Dorée » se déversent près de la pompe publique, polluant ainsi l'eau servant à l'alimentation.

A son avis, l'établissement d'un service d'eau est nécessaire si l'on veut rendre meilleures les conditions de salubrité de la ville de Pont-l'Abbé.

Il préconise également le tout à l'égout.

La Commission faisant siennes les observations et conclusions de M. Maynard, charge l'administration de bien vouloir intervenir près de la municipalité de Pont-l'Abbé à l'effet d'obtenir la réalisation des projets d'assainissement ci-dessus visés.

Séance du 18 août 1922

La Commission sanitaire s'est réunie à la Préfecture le vendredi 18 août 1922, à 10 h. 50, sous la présidence de M. Berteil, Secrétaire général.

Etaient présents : MM. le Docteur Sengès, Médecin, chef de service à l'Asile des aliénés de Quimper ; le Docteur Gaumé, Médecin à Quimper ; Le Moal, Vétérinaire ; Crépin, Ingénieur ordinaire des Ponts et Chaussées ; Le Hen, Inspecteur du Travail et des établissements classés.

Absent et excusé : M. Maynard, de Pont-l'Abbé.

BÉNODET. — *Tuerie privée d'animaux de boucherie.* — *Demande d'ouverture.* — *M. Guyader, pétitionnaire.* — Le rapport présenté par M. Le Hen sur cette requête fait ressortir que les conditions de fonctionnement de cette tuerie sont déplorables ; il conclut à ce que l'autorisation demandée ne soit accordée que si le pétitionnaire s'engage préalablement à apporter dans le délai de *deux mois* les améliorations ci-après à l'état des lieux :

1º Rendre imperméable et tenir bien nivelé le sol du laboratoire. Recouvrir les murs de ce local d'un enduit permettant un lavage efficace ;

2º Supprimer la fosse à résidus construite dans la cour, afin de mettre l'atmosphère du laboratoire, de la tuerie et du voisinage à l'abri des émanations provenant de ladite fosse ;

3º Les résidus putrescibles ne devront pas séjourner ni dans la tuerie ni dans la cour ; ces résidus devront être enlevés au fur et à mesure ou déposés dans des récipients métalliques hermétiquement clos, vidés et lavés au moins une fois par jour ;

4° Les cabinets d'aisances devront être tenus en état constant de propreté et ne pourront être tolérés dans cet état actuel. Lesdits cabinets devront être modifiés de telle sorte que le sol et les parois soient en matériaux imperméables. Les peintures devront être d'un ton clair.

Faute par l'intéressé d'exécuter ces améliorations dans le délai imparti, la fermeture de l'établissement sera prononcée après mise en demeure.

Ces conclusions sont adoptées par la Commission qui demande, en outre, que l'enfouissement des résidus putrescibles soit régulièrement assuré.

BÉNODET. — *Tuerie privée d'animaux de boucherie. — Demande d'ouverture. — M. Jourdren, pétitionnaire.* — La Commission adopte les conclusions du rapport de M. l'Inspecteur du Travail et donne un avis favorable à l'autorisation d'ouverture de la tuerie Jourdren, sous la réserve toutefois que les déchets putrescibles en provenance de la tuerie ne soient plus jetés à la mer, mais enfouis et recouverts d'une couche de chaux vive en vue d'assurer leur rapide destruction.

LANRIEC. — *Tuerie privée d'animaux de boucherie. — Demande d'ouverture. — M. Landrein, pétitionnaire.* — Le rapport de M. Le Hen, dont il est donné lecture, relate que les conditions d'installation de cet établissement sont défectueuses ; il demande à ce que l'autorisation d'ouverture ne soit accordée qu'après que le demandeur se sera engagé à se conformer aux prescriptions d'hygiène ci-après :

1° Les murs de la tuerie seront recouverts sur une hauteur de 1ᵐ 60 à partir du sol d'un enduit de ciment permettant un lavage efficace. La partie des murs comprise entre le plafond et l'enduit devra être fréquemment blanchie à la chaux ;

2° Les murs et le sol seront lavés aussi souvent qu'il sera nécessaire avec une solution désinfectante ;

3° Les résidus putrescibles ne devront jamais séjourner dans la tuerie et seront enlevés au fur et à mesure à moins qu'ils ne soient déposés dans des récipients métalliques hermétiquement clos, vidés et lavés au moins une fois par jour. M. Landrein ne pourra être autorisé à déposer les résidus dans la fosse, établie à cet effet, que sous la condition expresse que ladite fosse ne constituera qu'un dépôt provisoire. Elle devra, dans ce cas, être vidée et lavée une fois par jour ou après chaque séance d'abatage ;

4° Les peaux seront immédiatement salées et ne devront séjourner dans la tuerie que le temps strictement nécessaire. Il en sera de même des cornes, graisses et suifs ;

5° Des dispositions seront prises pour que le voisinage ne puisse être incommodé au passage du tonneau de vidange. A cet effet, ledit tonneau devra être muni d'une couverture étanche et entretenu en parfait état de propreté.

La Commission sanitaire adopte ces conclusions et décide que le pétitionnaire devra s'y conformer dans le délai *d'un mois* qui suivra la notification qui lui en sera faite, faute de quoi son établissement sera fermé après mise en demeure.

PENHARS. — *Fabrique d'articles de ménage en tôle galvanisée. — Demande d'ouverture de MM. Pénot, Gourmelen et Pérennou.* — La Commission adopte les conclusions du rapport de M. Le Hen, favorable à l'autorisation, mais la subordonne, toutefois, à l'exécution par les pétitionnaires des mesures ci-après :

1° Évacuation directe au dehors des locaux de travail, des gaz incommodes, insalubres ou toxiques, au fur et à mesure de leur production, soit à l'aide de hottes avec cheminées d'appel, soit avec tout autre appareil d'élimination efficace ;

2° Évacuation des eaux résiduaires au ruisseau qu'après leur neutralisation complète ;

3° Mettre à la disposition du personnel des cabinets d'aisances ayant les parois et le sol en matériaux imperméables et des vestiaires avec lavabos pour assurer la propreté individuelle ;

4° Des dispositions devront être prises pour que le voisinage ne soit pas incommodé par la dispersion des gaz et des vapeurs.

La Commission spécifie, en outre, que les intéressés ne devront être autorisés que s'ils s'engagent préalablement soit à déplacer les cabinets d'aisances prévus et à les établir sur un autre emplacement, dans les conditions d'hygiène réglementaires, soit à les remplacer par une fosse septique, afin que les eaux et matières usées ne puissent s'écouler dans le ruisseau.

QUIMPER. — *Garage d'automobiles.* — *Demande d'ouverture.* — *Lozach frères, pétitionnaires.* — Il est donné lecture des rapports présentés par M. Crépin, Ingénieur des Ponts et Chaussées et par M. Le Hen, Inspecteur du Travail. Tous deux sont favorables à l'autorisation d'ouverture, mais exigent, pour la sécurité des ouvriers et pour la tranquillité du voisinage, les précautions suivantes :

1° Installation d'extincteurs à action rapide aux endroits indiqués ;

2° Interdiction de fumer dans certains locaux ;

3° Enlèvement fréquent des copeaux ;

4° Des dispositions seront prises pour que le voisinage ne soit pas incommodé par le bruit ni par les trépidations occasionnées par les machines et appareils mécaniques ;

5° Les bidons renfermant l'essence seront placés au rez-de-chaussée et séparés des postes de travail occupés par les ouvriers.

La Commission adopte les conclusions des deux rapports et donne un avis favorable.

QUIMPER. — *Dépôt d'essences et de pétrole.* — *Demande d'ouverture.* — *Mme veuve Nader, pétitionnaire.* — La Commission, après avoir pris connaissance des conclusions du rapport de M. Le Hen, et à la suite d'une enquête complémentaire faite sur place par deux de ses membres, MM. Crépin et Sengès, estime que l'ouverture du dépôt projeté ne devrait pas être autorisée.

Elle motive son avis défavorable par les considérations suivantes :

1° La proximité immédiate (quelques mètres) d'habitations et de hangars construits en matériaux combustibles ou en contenant ;

2° L'impossibilité de réaliser l'isolement nécessaire pour un dépôt de ce genre, non enterré, sans démolitions importantes et sans interdire l'utilisation d'une partie de la cour voisine pour stockage d'épicerie et d'emballages et de produits divers ;

3° Les difficultés que présente la lutte contre l'incendie, dans une cour encombrée où les liquides enflammés auraient tendance à s'écouler en raison de la pente de la colline.

Sixième Circonscription sanitaire

PROCÈS-VERBAUX DE LA COMMISSION

Séance du 14 août 1922

MOËLAN. — *Canalisation souterraine.* — M. Guéguen, négociant et propriétaire au bourg de Moëlan, a demandé l'autorisation de construire une canalisation souterraine pour sécher sa cave.

Le 10 août, nous nous sommes transporté sur les lieux afin d'examiner la possibilité d'accorder une suite favorable à la demande Guéguen.

Le fossé du chemin de Clohars où doit déboucher la canalisation à établir reçoit déjà des purins descendant avec les eaux du bourg ou de maisons riveraines, or, les eaux provenant de la cave, quelle que soit leur origine, seront certainement moins polluées. Aucun puits ne se trouve près du chemin. Il passe d'ailleurs beaucoup d'eau dans le fossé en question, et la pente est suffisamment forte pour que les eaux n'y séjournent pas.

M. Guéguen possède, au point de vue voirie, l'autorisation pour creuser les tranchées nécessaires dans la voie publique. Ces tranchées auront environ 60 mètres de long.

Devant ces faits, nous sommes d'avis de donner une suite favorable au vœu émis par M. Y. Guéguen, dans sa lettre du 23 juin dernier.

Le Membre de la Commission sanitaire,
Signé : GUYADER.

Séance du 27 septembre 1922

L'an mil neuf cent vingt-deux, le 27 septembre, à 14 h. 30, la Commission sanitaire de l'arrondissement s'est réunie dans le cabinet de M. le Sous-Préfet et sous la présidence de ce dernier.

Etaient présents : MM. les Docteurs Le Stunf, Ravalec, Le Doze, Clavey ; Habrial, Le Floch et Coatval.

Absents : MM. Guyader et Le Louédec, le premier excusé.

QUIMPERLÉ. — *Dépôt de peaux fraîches.* — *Demande de M. Mériam.* — La Commission, statuant sur une demande formée par M. Mériam, demeurant à Lorient, à l'effet d'obtenir l'ouverture d'un dépôt de peaux fraîches (établissement insalubre de 2e catégorie) en face de l'abattoir, après avoir examiné les pièces du dossier, notamment les plans, le procès-verbal d'enquête de *commodo* et *incommodo*, et pris connaissance du rapport très documenté de M. le Docteur Le Stunf, après avoir décidé de se rendre sur les lieux, estime :

que l'établissement dont M. Mériam demande l'ouverture ne doit pas être autorisé.

Qu'en effet, le local où doivent être traitées les peaux fraîches, extrêmement exigu, est situé au rez-de-chaussée d'une vieille maison d'un étage occupé pour plusieurs années encore par douze personnes ; que le rez-de-chaussée n'est séparé du premier étage que par un plafond en lattes de sapin ; que le local n'est pas aéré et ne répond nullement aux exigences de l'hygiène ; que le quartier où il est situé est extrêmement populeux et, de plus, déjà

malsain ; que la manutention des peaux, qui se fera forcément dans la rue, très étroite à cet endroit, le rendra
inhabitable ; que l'ouverture de ce dépôt serait un défi à
l'hygiène ; que le procès-verbal d'enquête, plutôt favorable, malgré qu'il ne contienne que des protestations, ne
saurait être pris en considération.

Pour ces motifs et adoptant intégralement les conclusions du rapport de M. le Docteur Le Stunf, versé au dossier, la Commission, à l'unanimité des membres présents,
émet un avis absolument défavorable à la demande d'ouverture du dépôt de peaux fraîches formée par M. Mériam.

TABLE DES MATIÈRES

PREMIÈRE PARTIE

Travaux du Conseil départemental d'Hygiène. — Procès-Verbaux des séances et rapports.

Séance du 1er février 1922.

Séance du 1er avril 1922.

Séance du 20 juin 1922

Séance du 4 décembre 1922.

DEUXIÈME PARTIE

Travaux des Commissions sanitaires

ARRONDISSEMENT DE BREST

Séance du 14 février 1922.

Séance du 29 mai 1922.

Séance du 23 octobre 1922.

ARRONDISSEMENT DE MORLAIX

CIRCONSCRIPTION DE MORLAIX

ARRONDISSEMENT DE QUIMPER

ARRONDISSEMENT DE QUIMPERLÉ

Séance du 14 août 1922.

Séance du 27 septembre 1922.